AF500961

TRAITÉ DES MOUVEMENS SIMPATIQUES.

AVEC

Une explication de ceux qui arrivent dans le Vertige, l'Epilepſie, l'affection Hypocondriaque, & la Paſſion Hyſterique.

Par M. BRISSEAU *Docteur en Medecine de l'Univerſité de Montpellier, & Medecin des Hôpitaux du Roy à Mons.*

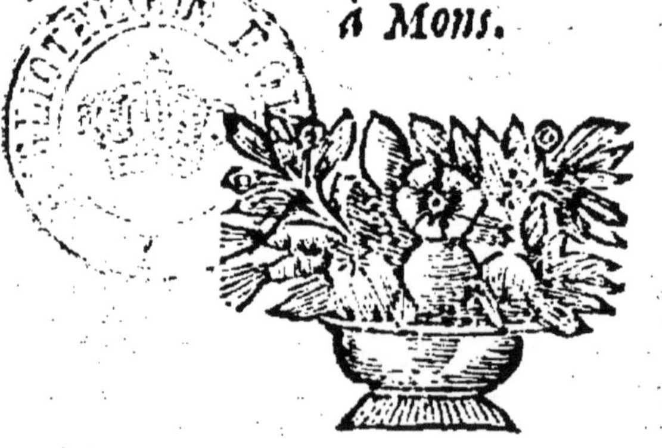

A MONS,
De l'Imprimerie d'ERNESTE DE LA ROCHE, 1692.
Avec Permißion.

AVIS AV LECTEVR.

IE prie le Lecteur d'excuser le grand nombre de fautes qui sont dans cette impression, parce que dans le temps qu'on y travailloit, l'arrivée de l'Armée à Mons, a rempli les Hôpitaux de malades, qui ne m'ont pas donné le loisir d'en corriger les espreuves.

A MONSEIGNEUR
MONSEIGNEUR

VOISIN,

CHEVALIER
SEIGNEUR
DU MESNIL,

Et autres lieux, Conseiller du Roy en ses Conseils, Maître de Requêtes ordinaire de son Hotel, Intendant de Justice, Police & Finances de la Province de Haynaut, Comté de Namur, Païs d'entre Sambre & Meuse, & d'outre-Meuse.

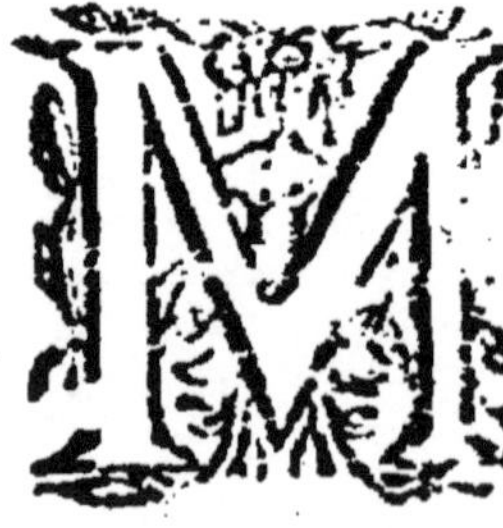

ONSEIGNEUR,

Mon dessein n'est pas de vous demander vôtre Protection pour ce petit Ouvrage, comme c'est le stile ordinaire des Auteurs; mais de reconnoître celle dont vous m'honorez, en vous offrant ce premier essay de mon travail, dont le merite s'il en a, doit seul faire tout le sort. Ie me dispenserai aussi de la Loy qu'ils se sont faite d'enfermer dans leurs Epîtres l'Eloge de ceux à qui ils dedient. Le vôtre est au-dessus de mes forces, & demanderoit un plus gros Volume que celui-ci, je laisserai donc à de meilleures plumes le soin de faire connoître à la posterité les âvantages de vôtre Illustre Naissance, le discernement du plus grand Roy du monde dans le choix qu'il a fait de vous pour les plus grands emplois de la robe, à un âge où les autres Magistrats sont à peine connus, vôtre vigilance, & vôtre exactitude pour son service, vos lumiéres, vôtre justice, & vôtre integrité dans les affaires publiques & parti-

culieres Mais je ne puis me taire MONSEIGNEUR *de ces soins empressez & Charitables, que vous avez des Soldats malades & blessez de nos Hôpitaux dont je suis tous les jours le témoin & l'admirateur, de la peine que vous vous donnez souvent de les visiter vous-même, des precautions que vous prenez afin que rien ne manque à leur soulagement, du détail ou vous entrez au milieu de tant de grandes occupations pour connoître si ceux qui sont employez à les secourir s'âquitent exactement de leurs devoirs, de ce zele, de cette activité, & de cette prevoïance qui furent si utiles à ce grand nombre de blessez aprés la Victoire de Fleurus, & qui vous attirérent les benedictions des Officiers, & l'applaudissement des Generaux & de toute la France. C'est un des endroit où vous rendez les plus importans ſervices à Sa Majeſté en lui conſervant tant de braves gens qui expoſent leur vie pour ſon état, & c'eſt celui que j'ai plus d'interêt de loüer, puis qu'il m'a procuré l'honneur d'être connu & protegé de vous, que je tâcherai de meriter encore mieux par la continuàtion de mon aſſiduité aux Hôpitaux, & que j'eſpere me conſerver par l'attachement inviolable & le profond reſpect avec lequel je ſuis*

MONSEIGNEUR,

Vôtre tres-humble & tres-obeïſſant Serviteur BRISSEAU Medecin des Hôpitaux du Roy à Mons.

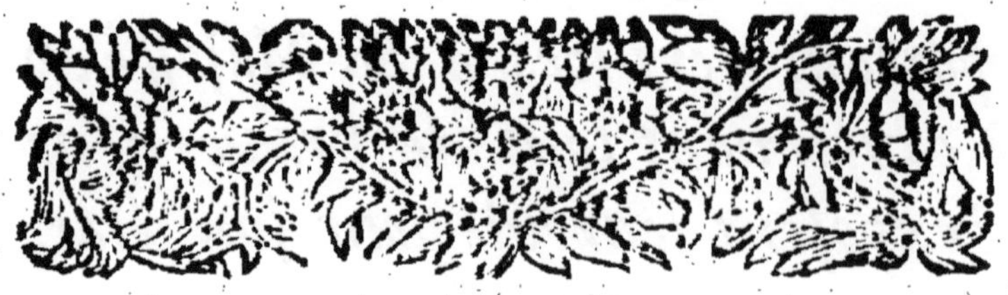

TRAITÉ DES MOUVEMENS SIMPATIQUES.

LES Anatomistes modernes ont âquis beaucoup de gloire par les nouvelles découvertes qu'ils ont faites depuis quelque temps dans l'Oeconomie animale; mais il faut avoüer qu'ils sont nez dans un temps heureux, & qu'ils ont beaucoup d'obligation à la negligence, & à la prevention de nos Peres. Leur travail & leur exactitude ont en peu d'années poussé les choses si loing que nous pouvons nous plaindre qu'ils ne nous ont point laissé de conquêtes à faire. S'ils nous ont ôté le pouvoir d'impoſer comme eux nôtre Nom à de nouvelles parties, ils nous laiſſent du moins le Champ libre ſur leurs Uſages, & ſur l'explication de leurs Phenomenes.

Le Cerveau eſt la partie du corps ſur laquelle on a le plus travaillé depuis peu, & il n'eſt rien échapé de tout ce qui compoſe ce Viſcere le plus Noble de tous, & le premier Mobile de nôtre machine; mais rien n'eſt moins établi que la maniere dont-il fait ſes operations, & c'eſt ce qui m'engage à propoſer ce que j'ai pensé ſur ce ſujet. Je n'êus point d'abord l'ambition de m'eriger en Auteur d'un nouveau Syſteme, & mon premier deſſein fut ſeulement de mettre quelque nouvelle opinion dans une Theſe que je ſoûtins à Montpellier il y a environ trois ans: mais comme je vis que les ſçavans Hommes qui l'âtaquerent à lors vigoureuſement ne dirent rien qui pût le détruire, & que j'ai ſçeu depuis que d'autres l'ont embraſſé, & en ont soûtenu plusieurs Theses dans la même Faculté, j'ai crû pouvoir l'exposer au Public, & le soûmettre au jugement des Sçavans.

Les deux Caracteres d'un bon Systeme sont sa simplicité, & son étendüe, c'est à dire, lors ce qu'il suppose moins des principes, & qu'il explique également tous les Phenomenes, or je vais faire voir qu'aucun autre ne possede mieux ces qualités, apres que pour me faire mieux entendre j'aurai dit quelque chose de la construction du Cerveau & des nerfs.

L'on divise communément la substance du Cerveau en sa partie cendrée ou externe, le Corps calleux, & la moëlle allongée; tout le monde convient presentement que sa Partie externe ou cendrée que l'on appelle aussi Corticale, est toute composée d'une infinité de petites glandes, & que chacune de ces glandes à une artere qui y apporte le Sang du cœur, une veine qui le rapporte, & un Canal excretoire dont la cavité quoi qu'imperceptible eſt capable d'admettre la liqueur que le Sang y filtre en paſſant : Cette liqueur s'appelle Eſprit animal, & le Canal excretoire s'appelle nerf, ou plûtoſt fibre nerveuſe, parce qu'il en entre toûjours pluſieurs dans la compoſition du moindre nerf. Ces fibres partent toutes de la circonference du cerveau vers ſon centre, ou par leur aſſemblage elles forment le Corps calleux, & enſuite la moëlle alongée, puis enfin les nerfs qui ſont autant de pacquets d'un certain nombre de ces fibres envelopées de la production des deux menbranes du cerveau.

Mon ſentiment eſt que toutes ces fibres ſe croiſent & s'entrelaſſent differenment dans le Corps calleux ſans s'y confondre, c'eſt a dire qu'elles gardent toûjours la continüité de leur canal depuis la glande juſqu'à l'extremité du moindre nerf, & que la liqueur contenüe dans une fibre n'entre jamais dans l'autre contre le ſentimens de pluſieurs Celebres Anatomistes de nôtre temps, qui tiennent que ces fibres se confondent dans le Corps calleux, & que les esprits y sont libres & errants, comme dans un reservoir commun pour être ensuite distribuez dans tous les nerfs; ces fibres se debarrassant de leurs divers entrelassemens se couchent longitudinalement les unes sur les autres dans la moëlle alongée, & dans tous les nerfs. Celles qui se sont separées dans la distribution des nerfs peuvent bien se rejoindre encor dans leur chemin & même s'entortiller ensemble pour former des ganglions, plexus, ou laçis; mais je tiens que jamais elles ne se communiquent ni ne s'Anatomosent. Lors que plusieurs nerfs se rejoingnent en un, il n'y a que leur envelope qui s'Anatomose, & lors qu'un se divise en plusieurs rameaux, ce ne sont point ses fibres en particulier qui se divisent, la division n'est que dans leur envelope, & les fibres qui êtoient dans un même paquet, sont partagées dans pluſieurs. Le Microſcope peut faire voir cette continüité des fibres dans les nerfs, dans leurs plexus, dans leurs ganglions, dans l'épine, dans la moëlle alongée, & quoi qu'on ne la puiſſe ſuivre dans le Corps calleux à cauſe de leur delicateſſe & de leur entrelaſſement, il eſt à croire qu'elle y eſt la même & qu'elle n'a point d'interruption depuis la glande juſqu'à l'extremité du moindre nerf. Comme le cerveau n'eſt pas ſi dur que ſes membranes, ces fibres qui en ſont des productions ſont auſſi plus molles dans les nerfs que leurs envelopes; elles ont neanmoins aſſez de reſſort pour ſe remettre dans leur état naturel, lors qu'elles ont étés trop étenduës.

Les Eſprits animaux ſe meuvent en deux manieres dans ces fibres, ou de la glande à la partie pour le mouvement, ou de la partie à la glande pour le ſentiment, & l'on peut âpeller l'un flux, & l'autre reflux, Ce dernier ne ſe fait pas comme l'autre, dans le premier les eſprits paſſent continüellement de glande à la partie ſans qu'ils trouvent aucune reſiſtence ; mais dans ce dernier ces mêmes eſprits qui reflüent ne peuvent pas repaſſer la glande par où ils ont êté filtrez, parceque l'artere y aboutit & y apporte du Sang, qui aïant plus de mouvement que les eſprits qui reflüent les oblige plûtoſt à reprendre un chemin contraire ; je ne dis pas que l'eſprit qui eſt au bas de la fibre remonte juſqu'a la glande, il ſuffit qu'il preſſe l'Eſprit animal qui lui eſt voiſin, celui-ci, ceux qui lui ſont Superieurs, & ainſi ſucceſſivement, & que l'impreſſion des premiers ſe communique le long de la Colonne juſqu'à la glande. Ce reflux, ou ſi l'on veut ce repos d'Eſprits le long de la fibre, fait que ceux qui y arrivent de nouveau rempliſſent & gonflent la fibre autant qu'elle peut s'étendre, juſqu'à ce que la glande n'en puiſſe plus filtrer, & cette fibre ainſi gonflée preſſe ſes voiſines & en chaſſe auſſi les

Esprits, qui ne pouvant forcer la glande, tournent du côté où ils trouvent moins de resistence, & c'est par ce moïen qu'un corps qui frape une partie excite souvent dans une aurre des mouvemens qu'on appelle Simpatiques comme nous expliquerons dans la suite.

Je ne suis point dans l'obligation de prouver ici la plus-part de toutes ces choses, dont tout le monde convient, & qui suivent naturellement l'idée que nous avons de la structure & de la mecanique de ces organes. A l'égard de la continüité de la fibre jusqu'à la glande, dont on doute, il est vrai, que quelques preparations qu'on ait faites jusqu'ici du cerveau, l'œil n'a pû encore découvrir si les fibres se confondent, ou si elles s'entrelassent seulement dans le Corps calleux, comme je le pretens; mais outre que ceux qui tiennent l'autre parti, sont aussi obligez que moi à la preuve, le nôtre paroît plus vrai-semblable, puisque selon la mecanique ordinaire de la nature, le Corps calleux s'il étoit un reservoir commun, devroit être creux, & que les parties solides sont toutes composées de fibres separées. Quant au reflux des esprits dont j'ai parlé, je ne pense pas qu'on ait de la peine à me le passer, c'est l'opinion la plus commune de ceux qui raisonnent presentement sur cette matiere, & sans cela on ne peut bien expliquer les sensations.

Mais je suis particulierement engagé à prouver le pressement des fibres, puisque c'est sur quoi je fonde principalement tout mon Systeme, & en quoi il differe des autres. Le reflux des esprits gonflant comme j'ai dit & grossissant une fibre autant qu'elle peut s'étendre, & les fibres voisines étant enfermées avec elles dans un lieu serré & qui n'obeït pas facilement, c'est une necessité qu'elle les presse & en chasse les Esprits ; or dans le cerveau toute la masse des fibres est soûtenuë par les Meninges & le crane,, & dans les nerfs par deux menbranes assez fortes & qui ne pretent pas si aisément à la fibre gonflée, que les autres fibres qui sont beaucoup plus molles, cela est si vrai, que le nerf ne se gonfle jamais au dessus de la ligature, comme font les arteres, ce qui fait voir que les menbranes resistent tout-à-fait au gonflement des fibres, & a fait croire à Galien que l'Esprit animal n'étoit pas un Corps, mais une simple lumiere parce que de son tems la lumiere passoit pour un accident.

Ainsi je puis dire que je prouve tout, & ne suppose rien Gratis, mais ma meilleure preuve est que tout ceci s'accorde parfaitement à l'explication de tous les Phenomenes.

Il n'est guere necessaire de prouver que les sensations s'expliquent mieux par ce Systeme que par aucun autre, puisque le reflux des esprits qui en est la cause se fait facilement dans une fibre continüe, depuis l'organe des sens jusqu'au cerveau : Ces organes ont tant de raport les uns avec les autres ; que l'on peut dire qu'il n'en font qu'un, car je n'ai pas plûtost entendu une Perdrix que je m'en imagine le goût, que je croi la voir, & que son odeur me touche, & de même à l'égard des autres sens. Il n'est pas avantageux à un Physicien de recourir aux idées que se fait l'ame de ce qu'elle avoit veu auparavant, tout cela arrive avant qu'elle ait eu le tems de s'en aperçevoir & d'y songer; & pourquoi quand nous avons dans les mains une Mecanique aisée pour les expliquer recourons nous à l'ame qui n'y a aucune part : tous ceux qui sçavent la Neurologie m'avoüront que le nerf de la cinquiéme paire fournit quelque rameau à chaque organe des sens, le nez en reçoit un, qui étant entré dans l'orbité, r'entre dans le crâne, & accompagne le nerf de la premiere Paire dans le nez ; l'œil en reçoit des rameaux considerables ; la langue en est toute garnie, & une branche de ce même nerf va se joindre avec une autre de la ſeptiéme qui va à l'oreille ſi bien, que ſi un de ces rameaux vient a être irrité, les eſprits reflüeront vers le cerveau, & en gonfleront les fibres nerveuſes, qui preſſant leurs voiſines, leſquelles aboutiſſent aux autres organes, en feiront de même reflüer les eſprits, & l'ame aura en même tems les idées des ſenſations differentes, quoi que l'objet n'ait agi que ſur un ſens. Un ſeul organe des ſens ſuffiroit, ſi le nerfs qui y aboutit pouvoit recevoir toutes les impreſſions de toutes ſortes d'objets; mais comme tous ces objets agiſſent differenment, il a fallu auſſi differens organes pour les modifier, & les rendre capables de ſe faire ſentir. Certains animaux comme l'huiſtre, le limaçon, & ceux à qui la perception de la plus-part de ces corps eſt inutil paroiſſent n'avoir qu'un ſens qui ſuffit pour recevoir les impreſſions des corps neceſſaires à leur conſervation.

Les ſenſations differentes que nous

avons, ne ſont pas toûjours produites par les objets externes, il ſuffit que les eſprits ſoient repouſſez vers le cerveau de la même maniere qu'ils l'avoient été autre-fois par quelque objet, auſſi voions nous en dormant ce que nous avions veu auparavant, nous croions goûter, entendre, toucher, & flairer, de même, & cela arrive ſans doute par l'irritation que font certaines liqueurs qui s'amaſſent la nuit dans les organes, & qui ne ſe diſſipant point ébranſlent les extremités des nerfs, & font reflüer les eſprits vers le cerveau, ce qui occaſionne l'ame à certaines pensées.

Cette matiere des ſenſations me meneroit trop loing, ſi je pretendois expliquer tout ce qu'il y a dire ſur ce ſujet, qui ne ſerviroit en rien pour l'intelligence de mon Syſtême, mais il eſt important d'expliquer pourquoi enſuite de certaines ſenſations, il ſe fait de certains mouvemens dans la Machine, & c'eſt ce que je vais faire apres que j'aurai dit quelque choſe du mouvemens en general.

Je divise tous les mouvemens de nôtre Machine, j'entens ceux qui se font par le moïen des Muscles, en mecaniques volontaires, en purement mecaniques, & en mixtes.

Les mouvemens Mecaniques volontaires sont ceux qui se font dépendanment de l'ame & de la machine, comme ceux du bras, & de la jambe, &c.

Les purement Mecaniques (que je divise encore en permanens & Interpolaires) se font par la seule disposition des parties de la Machine sans que l'ame y ait aucune part:

Les Mecaniques permanans sont ceux qui ne s'arrêtent jamais pendant tout le cours de la vie, comme le mouvement du Cœur & des arteres.

L'Interpolaire Mecanique est celui qui ne se fait pas continüellement, & qui demande une cause particuliere pour le faire agir; & tel est le mouvement des intestins, que l'on nomme Peristaltique,

Enfin, il y a encore une eſpece de Mouvement qui participe des deux premiers, il eſt purement Mecanique, parce qu'il ſe fait par la ſeule diſpoſition des parties, & ſans la participation de l'ame; mais auſſi l'on peut dire qu'il eſt Volontaire, en ce que je le retarde quand je veux ; mais ſeulement pour quelque tems, comme eſt celui de la reſpiration.

Il ſemble que l'on n'ait plus rien à dire ſur la maniere dont ſe font tous ces mouvemens, & la plus-part des celebres Anatomiſtes tiennent que les mouvemens Volontaires ſont produits par les Eſprits animaux qui viennent des nerfs du cerveau, les mouvemens Mecaniques par ceux du cervelet, & les mixtes par les uns & les autres.

Ils expliquent aſſés bien par cette ſuppoſition comment ils ſe font en diſant que les nerfs du cervelet aïant les pores de leurs glandes plus ouverts, les eſprits y coulent continüellement en plus grande quantité, au lieu que les autres dont l'entrée est fort petite n'en admettent que tres-peu, & qu'il faut que la volonté, ou quelque objet determine les esprits à y influër pour y causer le mouvement; & que dans les mixtes il y a des esprits qui viennent du cerveau, & du cervelet; ceux du cervelet ne sont pas capables de produire ce mouvement sur le champ si ceux du cerveau n'i concourent; mais cela ne dure guere parce que les esprits du cervelet s'amassans peu à peu, remplissent tellement les fibres charnües qu'elles sont obligées de se racourcir, & de causer le mouvement de cette partie.

Ce Systême suppose deux choses, premierement que les nerfs du cerveau servent au mouvement Volontaire, & ceux du cervelet au mecanique: secondement que les glandes du cervelet ont leurs pores plus ouverts que celles du cerveau.

J'ai de la peine à leur admettre leur premiere supposition, puisqu'il est bien plus probable que les nerfs du cerveau, & du cervelet ſe confondent & s'entre-laſſent les uns dans les autres, comme il eſt aiſé de le prouver par les differentes productions, qui vont du cerveau au cervelet, & du cervelet au cerveau, & ces productions ne ſont que des paquets de fibres nerveuſes, qui par leurs differens entre laſſemens ne ſervent qu'à entretenir une eſpêce de Simpatie entre toutes les parties de nôtre machine: Perſonne ne pourra me montrer qu'une certaine fibre vienne plûtoſt du cerveau, que du cervelet, puiſque l'on ne les peut ſuivre que juſqu'à la moëlle allongée, & que c'eſt dans cét endroit auſſi bien que dans le Corps calleux qu'elles ſe confondent les unes avec les autres.

A l'égard de la ſeconde ſuppoſition que les glandes du cervelet ont leurs pores plus grands que celles du cerveau, elle ſe refute d'elle même, par la nullité que j'ai fait voir de la premiere, & ſuppoſé que les fibres qui partent du cervelet envoïent des esprits aux parties qui servent au mouvement purement Mecanique, comme ces parties doivent être dans une action continüelle, les esprits qui les font agir doivent être aussi plus coulans, & plus subtils, & c'est ce qui n'arriveroit pas si les pores des glandes du cervelet étoient plus grands outre que ces parties seroient sujettes à bien des incommodités, car leurs pores étant plus grands, il y auroit plus de parties grossieres qui s'y filtreroient, la serosité y passeroit aussi quelquefois, & diminüeroit l'activité des esprits, ce qui rendroit les canaux fibreux sujets à bien des obstructions.

Je croi donc, que les esprits tant des nerfs qui viennent du cerveau, que du cervelet, servent également au mouvement Volontaire, & Mecanique, & que tout ce qu'il y a de different dans les mouvemens qui en dépendent ne vient que de la difference des organes où les nerfs aboutissent.

Dans

Dans le mouvement Mecanique Volontaire châque muſcle a ſon Antogoniſte, qui a autant de force que lui, & les eſprits coulant également dans les deux, il faut que l'ame, ou quelque objet en determine davantage dans l'une ou dans l'autre pour y cauſer le mouvement : Ainſi mon bras ne ſe meut qu'enſuitte d'une determination des eſprits par l'ame, ou par quelque objet en plus grande quantité, ſoit dans les muſcles de flexion, ſoit dans ceux d'Extenſion.

J'apelle ce mouvement Mecanique Volontaire par ce qu'il participe de tous les deux, il eſt Volontaire quand les eſprits coulent dans certaines fibres par le pouvoir de l'ame mais il devient Mecanique lorſque les mêmes eſprits y ſont pouſſez par quelque objet qui agit ſur une fibre voiſine (par exemple) quand un corps touche ma main, je la retire mecaniquement, parce que dans le Contact Immediat de ce corps ſur ma main, les Eſprits de cette partie touchée reflüent vers le cerveau, gonflent les fibres dans lesquelles ils sont contenus, qui pressant leurs Voisines obligent les Esprits de ces fibres à couler dans l'endroit où ils trouvent moins de resistence, & comme ils en trouvent moins vers les muscles du bras & de la main, où ils vont abboutir, ils y causent des mouvemens differens plus ou moins forts, selon que l'impression qui aura été faite sur ma main aura été plus ou moins grande, ainsi le feu qui agit avec violence, & cause un grand reflux d'esprits, d'où il s'ensuit un gonflement des fibres nerveuses, & un pressement égal des voisines, doit aussi produire des mouvemens plus forts à ma main & à mon bras, qu'un autre Corps qui n'agit pas avec tant de force.

Les Muscles qui servent aux mouvemens purement Mecaniques n'ont pas d'Antagoniste, qui contrepesent leur force, & toutes les fibres qui les composent tendent à leur contraction, ſi bien que les eſprits y coulant continüellement en groſſiſſent les fibres, qui ſe racourciſſans devroient toûjours demeurer dans le même état, ſi le reſſort de ces fibres, celui de leurs membranes, & de celles des muſcles, & pluſieurs autres forces, ne les obligeoient à ſe remettre dans une figure contraire, qui ſe change auſſi-tôt par l'introduction des Eſprits & du Sang, & ainſi continüellement.

De tous les mouvemens purement Mecaniques, il n'y a que ceux du cœur, & des arteres qui ſoient permanans, & les autres ne ſont qu'interpolaires.

Le Cœur ſe meut toûjours par la raiſon que je viens de rapporter, & le mouvement des arteres doit ſuivre celui du Cœur, parce que le Sang y coulant continüellement les gonfle, met leurs menbranes hors leurs tonus, qui font effort à ſe remettre dans leur état naturel; ce reſſort ne ſuffit pourtant pas pour cela. & il faut que les fibres charnües qui forment une des membranes de l'artere se mettent en contraction.

Personne jusqu'ici n'a encore démontré par quelle Mecanique les esprits êtoient determinez à couler dans les fibres annullaires de l'artere pour les gonfler, & je croi que la maniere dont je l'explique paroîtra assés vrai-semblable,

L'on sçâit que l'artere a plusieurs menbranes; que l'interne est toute nerveuse, & celle qui la suit charnuë: la nerveuse est un laçis d'une infinité de petits nerfs, & la charnuë n'est qu'un arrangement de fibres musculeuses annullaires, qui reçoivent chacune aussi un petit filet de nerf, qui leurs porte des esprits, & ces differens nerfs viennent tous des mêmes branches. Le sang sortant du cœur heurte contre les parois de la premiere menbrane qui est comme j'ai dit toute composée de nerfs, fait refluer les esprits dans ses fibres, qui se gonflent, & pressent les voiſines que j'ai dit auſſi aller aux fibres muſculeuſes qui forment l'autre menbrane, & par ce preſſement, les eſprits y allant en plus grande quantité qu'à l'ordinaire, les mettent en contraction ; cette contraction eſt vaincüe par la violence du Sang qui ſort du cœur, & qui produit encore le même êfet, & ainſi de ſuite.

Je ne ſçaurois m'imaginer d'autres cauſes de la contraction des fibres muſculeuſes des arteres, que ce reflux, & ce preſſement, & difficilement en trouvera t'on une meilleure.

Selon que le ſang qui ſort du cœur entre plus ou moins vîte, en grande, ou en petite quantité, librement, ou difficilement dans les arteres, il y produit differentes contractions qui font toute la difference des pous que nous remarquons, & cela par l'impreſſion plus ou moins violente que fait le ſang contre les parois de cette menbrane nerveuſe, d'où il s'enſuit un reflux d'eſprits, un gonflement de fibres, & un preſſement des voiſines plus ou moins grand.

Si ce Sang trouve de la reſiſtence dans les arteres, & qu'il ait de la peine à paſſer, il fera vn pous intercurrent, parceque le ſang ſortant d'abord fait faire de la maniere dont je l'ai dit une contraction aux fibres muſculeuſes de l'artere; mais ſe reflechiſſant à cauſe que ſon paſſage eſt bouché, & redonnant contre les parois de la même menbrane, il repouſſe encore une fois les eſprits, qui font faire une ſeconde contraction au mêmes fibres, quoique le cœur ne fait qu'un ſeul mouvement, & le pous eſt appellé des Grecs δίκροτος.

C'eſt à peu prés par la même Mecanique que ſe fait le mouvement periſtaltique des inteſtins, qui eſt purement Mecanique interpolaire. Les inteſtins ont de même que les arteres pluſieurs menbranes, une nerveuſe interne, & une charnüe, chaque fibre muſculeuſe de cette derniere reçoit un filet de nerf, &

les nerfs de l'un & de l'autre viennent des mêmes plexus, sçavoir des Mezenteriques, je ne donne point d'autre usage à la menbrane interne que celui de pouvoir étre irritée par les alimens, afin que les esprits reflüant dans les fibres nerveuses qui la composent, & se gonflant, les Voisines puissent étre pressées, & leurs esprits portez en plus grande quantité dans les fibres charnües pour les mettre en contraction, & comme les alimens qui descendent de l'estomac passent peu à peu le long des intestins, ils irritent successivement ces fibres, ce qui cause le mouvement Vermiculaire ou Peristaltique que nous y remarquons; & c'est pourquoi l'on n'en aperçoit aucun, longtems aprés la digestion, parce que les alimens étant passez, il ne reste plus rien propre à irriter cette menbrane; & si l'on en remarque quelque peu, cela n'arrivera qu'ensuite d'une même irritation, que les differens sucs qui passent, & qui se filtrent dans les inteſtins y auront cauſée.

Cette maniere d'expliquer le mouvement Periſtaltique, ſert encore à rendre raiſon des purgatifs, ſçavoir pourquoi ils font evacüer par les ſelles plus de matieres que de coûtumes; car ſi ces matieres qui ſortent, ne viennent preſque que des glandes ſeituées deſſous la menbrane charnüe, il eſt evident que les purgatifs êtant compoſez la pluſpart de ſels acres capables de produire des grandes irritations, cauſeront auſſi de frequentes contractions aux fibres muſculeuſes, d'où s'enſuivra une cõpreſſion des glandes inteſtinales, & la liqueur qui s'y filtre, ſera obligée de couler plus abondanment, mais comme une partie du purgatif agiſſant ſur la maſſe du Sang, diviſera tellement quelques matieres, qu'elles ſeront obligées de ſortir par l'endroit, où elles trouveront le paſſage plus libre, les glandes des inteſtins êtant alors bien debouchées, les matieres ſe ſepareront plûtôt par cette voie que par aucune autre.

L'on trouvera peut-être quelque difficulté ſur ce que je pretens, que les eſprits reflüent, pour preſſer les fibres voiſines; & l'on m'objectera ſans doute, que jamais ces mouvemens n'arriveroient ſans que l'ame s'en aperçeût, puiſque la ſenſation n'eſt autre choſe qu'une perception de l'ame, enſuite d'un reflux d'eſprits juſqu'au cerveau; mais je leve facilement cette difficulté, en faiſant voir que les eſprits ne reflüent point juſqu'au cerveau, qu'il y a quelque choſe qui les arrête en chemin, & que c'eſt dãs cette endroit qu'ils gonflent la fibre, dans laquelle ils ſont contenus, & que par'ce gonflement la fibre voiſine eſt preſſée.

L'on obſerve de tems en tems dans les nerfs de petits nœuds que l'on nomme ganglions, l'opinion la plus commune, eſt qu'ils ſont des reſervoirs d'eſprits pour qu'ils ſoient plûtôt prets à mouvoir la partie, ou qu'ils n'aient pas si loin à se retirer, quand ils sont repoussez par quelque objet : ce qui m'enpêche de tomber dans cette opinion, est que les Esprits formant une Colomne continüe depuis le cerveau jusqu'à la partie dans une même fibre, ils ne seront pas plus de tems à venir du cerveau, & à y retourner, que s'il y avoit des reservoirs. Mon sentiment est, que ces ganglions ne sont autre chose, qu'un entrelaçement de fibres nerveuses, & comme j'ai déja dit que toutes ces fibres s'entrelaçoient dans le Corps calleux pour plusieurs raisons, il est à croire aussi que cela ce fait ici pour les mêmes fins.

Ces ganglions outre cela ont encore quelques autres usages, comme d'empêcher par leurs contours, & entrelaçemens, que les esprits ne reflüent avec violence vers le cerveau, en moderant leur mouvement, sans quoi il arriveroit des sensations fâcheuses : & pour marque de la verité de tout ceci, les nerfs dont les moindres impreſſions ont deû aller juſqu'au cerveau, n'ont point eu de ces ganglions comme ceux qui vont aux organes des ſens, & cela ne ſe remarque qu'à ceux qui vont aux parties ſujetes à biens des mouvemens.

Outre cét uſage qui eſt aſſés conſiderable, je croi qu'on peut leur donner encore celui d'aider au mouvement Mecanique.

J'ai déja dit la maniere dont ſe mouvoit mon bras, enſuite de quelque irritation, à ſçavoir que les fibres irritées faiſoient reflüer les eſprits vers le haut, qui les gonfloient, & leurs feſoient preſſer les voiſines, deſquelles les eſprits êtoient obligez de couler dans quelque partie, où ils cauſoient du mouvement ; mais comme l'ame ſeroit trop occupée, ſi toutes les moindres irritations alloient juſqu'au cerveau, ce qui arriveroit ſi les fibres êtoient droittes, ces ganglions les en empêchent, & les Eſprits ne gonflant cette fibre que depuis la partie, jusqu'au ganglion, elle presse ses voisines dans cét endroit, & oblige les esprits à couler par la voïe la plus aisée.

L'on remarque plusieurs ganglions dans un même nerf, & cela pour que les fibres nerveuses, qui se separent depuis le premier ganglion jusqu'au second, aient une Communication de pressement les unes avec les autres, celles qui se separent depuis le second jusqu'au troisiéme, en aient aussi ensemble, & ainsi des autres.

La maniere outre cela dont je croi que ces ganglions aident aux mouvemens Mecaniques Volontaires, est la même dont j'ai expliqué le mouvement de mon bras, ensuite de quelque irritation, & pour en donner un exemple dans le marcher qui se continuë sans que l'ame y ait aucune part, je considere bien que pour que ma jambe se flechisse, il faut que les esprits y coulent en plus grande quantité, qu'à l'ordinaire & cela par une premiere determination de l'ame, ou de quelque objet, mais comment cette action se continüe sans que l'ame, n'y l'objet y ait aucune part, c'est ce qui n'est pas facile à expliquer.

La maniere dont je croi que cela se fait, est que les Esprits sont determinez à aller dans les muscles flechisseurs de la jambe, ces muscles se gonflent, & se gonflant bouchent & pressent tout leurs conduits, dont le nerf en est un, le nerf êtant pressé les esprits qui y sont contenus sont obligez de rebrousser chemin, & gonfler les fibres, qui pressant leurs voisines qui vont aboutir aux extenseurs de la jambe, les mettent en contraction; la contraction de ceux-ci en fait de même à l'égard des autres, & ainsi de suite.

Je me flate que tous ceux qui voudront bien examiner ce que je viens de dire des ganglions, & ce que j'ai dit auparavant de la maniere dont ſe faiſoient les mouvemens, trouveront ce Syſtême fort probable ; mais pour mieux les engager à le croire, il n'ont qu'à conſiderer à quel uſage ſont deſtinées tant des differentes diviſions, tant de reünions dans preſque tous les nerfs du Corps : pourquoi (par exemple) deux nerfs qui viennent de differens endroits du cerveau s'uniſſent ils dans leur chemin, par quelle raiſon ſe ſeparent ils aprés, & ſe reüniſſent-ils enfin pluſieurs fois, ce n'eſt point (ſelon la plus-part des Anatomiſtes) qui veulent un reſervoir commun dans le Corps calleux, pour qu'ils ſe communiquent, puiſque ſelon eux la communication des nerfs ne ſe fait que dans le Corps calleux, & que c'eſt dans cét endroit là (diſent ils) que les eſprits contenus dans une fibre, peuvent rentrer dans l'autre, ce n'eſt point auſſi pour rendre les nerfs plus forts, car nous voions que les plus courts, & moins propres à ſe rompre en font de même, & que d'autres bien delicats ne s'unissent point, je deffie qu'ils puissent me donner d'autres raisons, où elles seront contraires à leurs Systêmes; mais moi qui pretens que les nerfs se communiquent seulement par le gonflement, & le pressement de plusieurs fibres molles dans une guaine forte, je ni trouve point de difficulté, en disant que toutes ces divisions de nerfs, leur reünion avec d'autres, & cela plusieurs fois dans un même, a été faite pour entretenir une Simpatie ou Communication de toutes les parties les unes avec les autres, nous ne voions autre chose dans la Neurologie. La cinquiéme Paire (par exemple) fait que les organes des sens, ont quelque Simpatie les unes avec les autres, ainsi que je l'ai montré auparavant, & cette cinquiéme par le moien de l'intercostal, qu'elle compose en partie, s'unit presque avec le reste des nerfs du Corps.

Selon tous les autres Systêmes, un nerf ne peut se communiquer qu'avec un seul qui est son voisin dans le Corps calleux, ce qui ne suffit pas pour l'explication de toutes les Simpaties d'une partie avec beaucoup d'autres, au lieu que dans le mien, ils se communiquent avec une infinité d'autres qui s'unissent dans une même guaine le long de son chemin.

Je n'aurai point de peine apres cela à expliquer tous les autres mouvemens Mecaniques, & Simpatiques qui se font tous les jours dans la machine, la plus-part des parties qui servent à ces premiers mouvemens, ont plusieurs menbranes comme les intestins, elles en ont une nerveuse interne, & une externe musculeuse, & la même Mecanique qui fait passer les alimens dans les intestins, se trouve dans Löesophage, & dans le Ventricule.

La Vessie est composée de même, & quand l'urine y est en grande quantité, ou qu'elle est trop acre, elle presse, ou irrite les nerfs de la menbrane interne, en fait reflüer les esprits qui gonflent ses fibres, & pressent leurs voisines, qui vont aux fibres musculeuses de cette partie, les mettent en contraction, & en font sortir l'urine.

Pour ce qui est du mouvement mixte, je le considere d'abord comme purement Volontaire, parce que les muscles qui y servent, ont tous leurs Antagonistes, comme il est aisé de le voir dans ceux de la respiration, qui suivroit absolument les loix de la Volonté, s'il n'y avoit quelque autre cause qui determinât les esprits à y couler, pour y causer le mouvement. De même que quand on brusle un endroit du bras, dont le mouvement est arbitraire, il deviendra involontaire, à cause que les esprits reflüent dans les fibres irritées vers les cerveau, les gonflent plus qu'à l'ordinaire, ce qui fait qu'elles pressent leurs voisines, dont les esprits vont dans les muscles du bras.

La même chose arrive dans la respiration, le Sang qui passe par l'artere & la veine Pulmonaire, auroit de la peine à continüer son chemin dans les petits Vaisseaux Capillaires, sans l'inspiration, & l'expiration, il gonfleroit les Vaisseaux qui pressant les vesicules du poulmon, & par consequent les laçis nerveux qui y sont, obligeroient les esprits à reflüer vers le cerveau, qui gonflant ces fibres feroit qu'elles presseroient leurs voisines, qui sont celles des muscles de la respiration.

Tous les mouvemens dont j'ai parlé jusqu'ici sont purement essentiels, c'est à dire que ce sont eux par lesquels la fonction de chaque partie se fait dans l'état naturel.

Il me reste à parler des mouvemens Simpatiques, c'est à dire de ceux qui se font dans une partie, ensuite d'une irritation qui se fait dans une autre: mais comme cette irritation est produite, ou par des causes naturelles, ou par des matieres étrangeres, je divise ce mouvement en Simpatique naturel, & Simpatique contre nature.

Le mouvement Simpatique naturel eſt celui qui ſe paſſe dans certaines parties, enſuite d'une irritation naturelle faite dans une autre.

Ainſi le mouvement des muſcles de l'Abdomen, & du Diaphragme, qui ſe fait aprés une irritation faite dans les inteſtins, ou dans la Veſſie, eſt Simpatique naturel, parce qu'il arrive toûjours que quand les fibres nerveuſes des inteſtins ſont irritées, les eſprits y reflüent, les gonflent, & preſſent les voiſines, que je ſuppoſe auſſi être celles de ces muſcles qu'ils mettent en contraction. L'action des ſucs de l'eſtomac ſur ſes menbranes, produit des mouvemens ſemblables dans les muſcles de la bouche, c'eſt pourquoy nous voions quand nous avons beaucoup d'appetit, qu'il s'y fait des contractions comme ſi nous avions les alimens dans la bouche, c'eſt par cette Mecanique que j'expliquerai comment quelque tems aprés que le föetus eſt dans la matrice, il ſe nourrit par la bouche ; il ne ſe nourrit de cette maniere, que quand toutes les parties de ſon Corps ſont formées, & que le Sang Circule par tout. Les glandes êtant une infinité de Vaiſſeaux entortillez, ſont les endroits où il à plus de peine a paſſer, quand il a âquis aſſez de mouvement il les ouvre petit à petit ; & les pores deviennent capables d'admettre certaines liqueurs, celles de l'Eſtomac, des inteſtins, du pancreas en laiſſent paſſer, & ces liqueurs forçent les petits Canaux excretoires qui les portent dans ces cavités, lors qu'elles y ſont, elles agiſſent ſur ces menbranes nerveuſes & delicates, elles les irritent, & obligent les Eſprits à reflüer vers le cerveau de cét Enfant, par ce reflux les fibres ſe gonflent, preſſent les voiſines, dont les Eſprits ſont obligez d'aller en plus grande quantité qu'à l'ordinaire, vers la partie ou ces fibres s'inſerent, & comme les fibres voiſines de celles de l'eſtomac, & des inteſtins vont à l'Oëſophage, & aux muſcles de la bouche, ces muſcles commençent à ſe mettre en contraction, & font ouvrir la bouche à cette petite machine, qui nageant dans une liqueur alimenteuſe, en reçoit, & en avale aſſez pour ſe nourir.

Les mouvemens Simpatiques contre nature, ſont ou ſimplement contre nature, ou contre nature, & convulſifs.

Ils ſont contre nature ſimplement, quand ils ſe font plus vîte, ou plus lentement, avec plus, ou moins de force, que dans l'êtat naturel, & ils ſont contre nature, & convulſifs, quand ils ſe font d'une maniere qui n'eſt pas naturelle, il n'eſt pas neceſſaire de donner des exemples des mouvemens ſimplement contre nature; ils ſont aſſez connûs d'eux-même, leur cauſe n'eſt pas difficile à comprendre, il ne faut que conçevoir une irritation plus ou moins forte qu'à l'ordinaire dans certaines fibres. Il n'en est pas de même des mouvemens contre nature, & convulsifs, qui se font d'une maniere contraire à la nature, comme la toux, le vomissement, &c.

La toux arrive, lorsque quelque limphe chargée de quelques sels acres, se filtrant ordinairement à travers les glandes de la trachée artere, en irrite la menbrane interne, & nerveuse, dont les Esprits reflüent vers le cerveau, en gonflent les fibres qui pressent les voisines, qui sont celles de la menbrane charnüe de la trachée artere, & des muscles de la poitrine, ces fibres pressées font couler les Esprits, vers ces muscles qu'ils mettent en contraction, ensuite de quoi la poitrine se resserre, & l'air qui y est contenu, est obligé d'en sortir par secousses, & avec bruit parceque les fibres annullaires de la trachée artere, par où ils passent, s'étant mises aussi en contraction ont êtréci ce Canal, qui fait reflechir l'air avec plus de force.

C'eſt par la même Mecanique, que j'explique le vomiſſement, qui arrive enſuite d'une irritation par quelques matieres contenües dans l'eſtomac, ces matieres agiſſant ſur ſes nerfs, en repouſſent les Eſprits, qui gonflant les fibres, font qu'elles preſſent leurs voiſines, que je ſuppoſe être celles qui vont au diaphragme, & aux muſcles de l'Abdomen, qui ſe mettant en contraction, preſſent de tous côtés l'eſtomac, & obligent ce qui eſt contenu à ſortir par la bouche, trouvant moins de reſiſtence par l'Oëſaphage, que par le pilore. Car le vomiſſement ſe fait par la contraction de ces muſcles, plûtôt que de la menbrane muſculeuſe & charnüe du ventricule, dont l'uſage eſt de preſſer doucement les alimens, & les pouſſer vers le Pilore, ſelon l'experience de l'Illuſtre Monſieur Chirac, qui apres avoir donné du ſublimé corroſif à un chien, pour le faire vomir, lui ouvre le ventre, introduit la main, & trouve (pendant ce Symptome) le ventricule en repos tandis que ces muscles agissent pour le soûlever.

Je pourrois rapporter encore mille experiences, qui reviennent toutes à la même explication, & si quelquefois on ne peut démontrer que certains nerfs ont communication avec d'autres, on doit croire qu'ils sont voisins dans le cerveau, puisque nous voions que toutes les fibres s'y entrelaçent.

Il ne reste plus pour prouver la verité de mon Systême, que d'expliquer la maniere dont les convulsions, les mouvemens convulsifs, & les Paralisies Simpatiques sont produites par la méme Mecanique, avec laquelle j'ai rendu raison des autres Phenomenes de nôtre machine, & de refuter en même tems l'opinion de quelques nouveaux Auteurs, qui ont écrit sur cette matiere.

Je ne veux point faire ici un nouveau traitté de ces maladies, je ne veux que proposer mon Systême pour

pour leur explication, & pour ne point alonger le papier de ce qui a êté déja dit tant de fois touchant les espêces differentes de ces maladies, de leurs causes, &. de leurs effets, je ne dirai qu'un mot de la cause la plus ordinaire, sçavoir l'irritation.

Pour bien comprendre comment se fait la contraction des muscles dans la convulsion, & dans les mouvemens convulsifs, il faut bien sçavoir comment elle se fait dans l'état naturel, mais je suppose que tout le monde sçait qu'un muscle, est en contraction, lorsque les Esprits & le Sang, qui vont dans ce muscle, ont plus de force que ceux qui vont dans son Antagoniste : cette contraction des muscles se fait par plusieurs causes, & les esprits sont poussez & arrêtez de differente maniere; mais comme j'ai déja dit que je ne pretendois pas faire ici un traitté entier, & que je ne voulois en dire, que ce qui êtoit necessaire pour l'intelligence de mon Systême je ne rapporterai ici que les mouvemens convulsifs, les convulsions, & les Paralisies Simpatiques, c'est à dire, ceux qui sont causez par l'irritation de quelques fibres nerveuses vers leurs extremités, & je croi qu'il y a fort peu d'autres causes, que celle-là.

Les esprits peuvent être portez dans quelque partie en plus grande quantité qu'à l'ordinaire, de deux manieres, ou par ce que le Sang fermentant beaucoup, & par consequent fournissant beaucoup d'Esprits, les y fait couler plus vite, ou à cause que quelque matiere irritant une fibre nerveuse, fait reflüer les Esprits qui la gonflent, & qui font qu'elle presse ses voisines, dont les Esprits sont determinez à aller en plus grande quantité qu'à l'ordinaire dans les endrois où elles s'inserent.

Cette derniere cause, sçavoir le pressement des fibres, est la plus ordinaire des mouvemens convulsifs, des convulsions, & Paralisies Simpatiques, & pour en bien comprendre la Mecanique, on a qu'à bien considerer ce que j'ay dit.

Je croi que ces trois maladies ne different entre elles, que du plus, ou du moins, dans les mouvemens convulsifs, les matieres qui irritent les fibres nerveuses, & qui font reflüer les Esprits, sont telles, qu'elles les font gonfler de maniere qu'aucune de leurs voisines n'est tout-à-fait bouchée, si bien que les esprits coulant toûjours dans les fibres inêgalement, à cause que les unes sont plus pressées que les autres, les mouvemens qui en dépendent, doivent être aussi înêgaux, & irreguliers, & c'est ce qu'on appelle mouvemens convulsifs.

Dans la convulsion, les esprits reflüent de maniere qu'ils gonflent les fibres, & que quelqu'unes de leurs voisines sont tout à-fait pressées, & les esprits coulanttoûjours dans leurs Antagonistes y causent une contraction continüelle.

Enfin dans la Paralisie ces mêmes,

fibres ſont tellemét gonflées, qu'elles preſſent leurs voiſines ſi fort, que les eſprits n'y coulent plus & laiſſent les parties ſans mouvement.

L'on me demandera pourquoi les mouvemens convulſifs, les convulſions, & les Paraliſies Simpatiques ne ſont pas toûjours accompagnez de douleur, puis qu'ils dépendent d'un reflux d'eſprits ? je réponds à cela que les eſprits, quoique repouſſez dans certaines fibres, les gonflent ſans pourtant aller juſqu'au cerveau, à cauſe des ganglions nerveux, qui par leurs entrelaçemens, empéchement les eſprits de monter plus haut, & font que la fibre ſe gonfle ſeulement depuis la partie juſqu'au ganglion, & que c'eſt la ſeulement ou cette fibre preſſe ſes voiſines : mais comme le reflux n'eſt pas ſi violent dans les mouvemens convulſifs, les douleurs qui y arrivent quelquefois, ne ſont pas ſi violentes que dans la convulſion, où le reflux doit être plus grand, afin que le gonflement des fibres soit assez considerable, pour presser tout-a-fait quelques fibres de ses voisines; mais elles le sont moins encore dans la convulsion, que dans la Paralisie, parce que les fibres doivent être tellement gonflées par le reflux des esprits, que toutes leurs voisines en soient tout-à-fait bouchées.

Je voudrois bien qu'on m'expliquat par tous les autres Systêmes, pourquoi les mouvemens convulsifs, les convulsions, & les Paralisies Simpatiques durent si long-tems quelquefois aprés même que la cause n'agit plus, & qu'il ne se fait plus d'irritation.

Ceux qui pretendent une communication dans le Corps calleux, pour que les Esprits refluant vers le cerveau, puissent entrer dans les fibres voisines, ne peuvent rien dire ici, puisque les Esprits ne reflüent plus, & que rien ne les determine à aller en certain endroit, plûtôt qu'en un autre.

A l'égard de ceux qui admettent le tremblement des fibres nerveuses, pour les convulsions, &c. Comme a fait un sçavant Auteur nouveau: Je leur demanderois volontiers comment ils veulent qu'il se fasse alors un tremblement dans les nerfs, puisque rien ne les pousse à cela ; ce Systême ici est encore moins probable que l'autre; il s'y rencontre mille difficultés insurmontables; & leur premiere supposition du tremblement des fibres est imaginaire, car ces matieres qui causent ce tremblement, ou irritent tout le nerf, ou quelqu'une des fibres; si elles n'irritent que quelques unes de ses fibres, elles ne peuvent pas produire le même tremblement dans les voisines, parce qu'elles sont toutes molles, laches, serrées les unes contre les autres, & enfermées dans une guaine, qui les retient toûjours dans cét état ,& comme le tremblement n'est autre chose , que l'agitation d'un corps dans un lieu libre, l'on ne sçauroit en concevoir ici; le tremblement ne se fait point non plus dans tout le nerf, & je le prouve par une experience que j'ai faite, je découvre quelque nerf d'un animal vivant, je le picque, & je ne remarque dans le nerf aucun mouvement, quoique par la picqure il se fasse un mouvement convulsif, ou une convulsion à la partie, où il s'insere.

Voions si j'expliquerai mieux ces Phenomenes là par mon Systême.

J'ai dit que les fibres nerveuses êtoient molles, mais qu'elles avoient assez de ressort, pour se remettre dans leur état naturel, quand elles avoient êté trop étendües: à force pourtant d'être gonflées elles perdent quelque-fois leur ressort, & comme elles le sont tantôt plus, tantôt moins, elles restent dans le même êtat, qu'elles étoient dans le gonflement.

Dans les mouvemens convulsifs, quelques fibres sont pressées à moitié, & demeurent toûjours dans cét état, à cause que celles, qui ont été gonflées ont perdu leur ressort, les esprits coulent doucement & moins dans ces fibres, & coulent davantage dans leurs Antagonistes, qui se mettent en contraction ; mais comme les esprits s'amassent peu à peu dans les fibres pressées qui ne sont pas bouchées tout-à-fait, ils emportent à leur tour la force des autres, qui reprennent bien-tôt leur premier état, & ainsi de suite.

Dans les convulsions les mêmes fibres aiant perdu leur ressort, & demeurant gonflées d'une telle maniere, qu'elles pressent tout-à-fait certaines fibres, sans comprimer leurs Antagonistes, c'est à dire, celles qui vont aux muscles opposez, la partie doit être en convulsion, quoi qu'il ne se fasse plus d'irritation.

Et dans la Paralisie toutes les fibres voisines demeurent pressées, à cause du grand gonflement des fibres, qui ont perdu leur ressort.

Pour preuve de tout ce que j'ai

dis l'on a qu'à considerer ce qui arrive dans la colique de poitou, qui est causée par des humeurs acres, qui irritent la menbrane nerveuse des intestins, & des parties voisines, ou causant de grandes irritations, elles font reflüer tellement les esprits, & en font gonfler si fort les fibres, que pressant leurs voisines, elles produisent dans les parties, ou elles abboutissent, des mouvemens convulsifs au commencement, ensuite des convulsions, & enfin une Paralisie, & principalement des bras; parce que les fibres les plus voisines du nerf intercostal, qui fournit aux intestins, sont celles de ses parties, qui viennent de l'épine, aussi bien que celles qui forment ce premier.

Ces trois effets differens sont produits par une même cause, mais plus grande, & plus active dans l'un, que dans l'autre : dans le commencement il n'arrive que des mouvemens convulsifs, parce que quoique les fibres soient gonflées par le reflux des esprits, les voisines ont du ressort, & obligent les premieres qui en ont aussi à se remettre dans leur premier état, mais comme l'irritation continüe, ces voisines se bouchent peu à peu les unes aprés les autres ; dans le commencement il y en a quelques unes de plus pressées, en sorte que les esprits coulent plus dans certains muscles, pendant quoi ces mémes esprits s'amassent dans l'autre muscle, où ils causent à leur tour un semblable mouvement, que l'autre emporte bien tôt, & ainsi de suite, quelque temps apres ces mémes fibres sont tellement gonflées, que quelques-unes des voisines sont tout-a-fait pressées, & empéchent ainsi le cours des esprits qui vont tous dans les Antagonistes, lesquels demeurent toûjours en contraction, enfin ce reflux d'esprits dure si long-temps, & avec tant de violence, & il gonfle les fibres de telle sorte, que toutes les voisines sont pressées, dont-il suit une Paralisie.

Je ne m'étendrai point ici ſur la maniere d'agir des remedes, dont on ſe ſert ordinairement dans ces ſortes de maladies, & je ne dirai qu'un mot en paſſant des bains, & de la douche, qui ſont ce qu'on emploïe avec plus de ſuccés.

Les remedes dont on doit uſer dans ces ſortes de maladies, doivent tous tendre à r'ouvrir les fibres nerveuſes preſſées, & à remettre celles qui ont été trop gonflées dans leur tonus ordinaire : rien ne produit mieux ces effets, que les bains chauds, & principalement la douche, parce que par la chûte de l'eau ſur la partie affectée, le peu d'eſprits qui coulent encor dans certaines fibres, reflüent avec violence vers le cerveau, & les font gonfler conſiderablement, leurs voiſines qui ſont celles qui avoient perdu leur reſſort, à force d'avoir été gonflées, ſont preſſées à leur tour, & petit à petit reprennent leur tonus naturel, en ſorte quelles ne preſſent plus celles qui ètoient leurs voisines, par lesquelles les esprits qui viennent du cerveau, ne trouvant plus de resistence, y coulent librement, & remettent la partie dans son premier état.

Il n'est pas moins facile par mon Systême de rendre raison des tremblemens qui arrivent à presque tout le corps, ensuite d'une irritation faite dans quelques fibres nerveuses particulieres : car pour les frissons qui precedent les fievres, on n'a pas tant de peine à en trouver la cause dans quelques sels dissouts, dans la serosité, qui se separe alors du Sang plus qu'à son ordinaire, puis qu'il se coagule, & cette serosité se trouvant par tout, elle irrite les fibres nerveuses, fait refluer les esprits, qui les gonflant plus, ou moins dans certaines parties, que dans d'autres, produisent par le pressement de leurs voisines une infinité de mouvemens convulsifs, qui durent assez long-temps, parce que cette matiere circulant toûjours, il en vient de nouvelle qui produit le même effet.

Mais pour le tremblement de tout le corps qui arrive ensuite de l'irritation d'une seule partie, l'on doit se resouvenir de ce que j'ai dit de la composition des nerfs, que le moindre étoit composé de plusieurs fibres, qui venoient de differents endroits du cerveau, les unes du devant, les autres du derriere, & des côtés, & que ces fibres s'entrelassoient dans le Corps calleux : ces fibres dans leurs entrelassement ressemblent à un morceau de toile, dont les fils s'entre croisent, & c'est par cét arrangement, qu'une seule fibre gonflée peut presser toutes les autres, sçavoir celles qui lui sont de travers sur lesquelles elle est couchée, & comme ces fibres pressées sont remplies d'esprits qui ne peuvent pas couler tout d'un coup, elles se gonflent aussi en certains endroits, où elles pressent à leur tour celles qui sont de travers à leur égard, &

ainsi causent plusieurs mouvemens à toutes les parties, où elles s'insérent.

Je n'ai donné jusqu'à present que quelques explications particulieres de certains Phenomenes, indépendans les uns des autres ; mais je n'ai point encor démontré, si par mon Systême tous les Symptomes qui arrivent dans la plus-part des maladies pouvoient s'expliquer avec la même facilité : & c'est ce que je vais tâcher de faire, en expliquant tout ce qui arrive dans quatre des plus difficiles, qui sont le Vertige, l'Epilepsie, l'Affection Hypocondriaque, & la Passion Hysterique. Personne jusqu'à present n'en a donné une juste explication, ç'a été la Pierre d'achopement de tous les Medecins, & les nouvelles explications que l'on y donne, ne contentent ce me semble guere d'avantage, que les vapeurs avec lesquelles nous berçoient les Anciens ; l'on peut dire que ces maladies r'assemblent en elles tout ce qu'on void dans les autres, & le nombre infini de Symptomes qui les accompagne, ne nous permet pas de trouver une seule cause, qui les puisse produire.

Je commencerai par le Vertige qui accompagne ordinairement les trois autres, & je vais faire voir le peu de vrai semblence, qu'il y a dans ce qu'en ont dit la plus-part des Autheurs.

DU VERTIGE.

LE Vertige est une maladie, dans laquelle il nous paroît que les objets externes se meuvent en rond, & pour bien connoître comment cela se fait dans le Vertige. Il faut sçavoir auparavant la maniere dont l'ame aperçoit les corps qui tournent en rond effectivement.

J'ai déja dit que l'ame connoissoit les differens objets, par les differens refluxs des esprits vers le cerveau causez par une action differente, de ces differens objets : les uns se font connoître par un mouvement direct, qu'ils impriment aux esprits, lequel peut être d'une infinité de differentes manieres; d'autres par des mouvemens obliques, & d'autres enfin par des mouvemens Circulaires, selon que les objets agissent, ou immediatement sur nôtre corps, ou par le moïen de l'air, à qui cét objet imprime le méme mouvement qu'il a, & par le moïen duquel aussi, les esprits sont meus de la même maniere : un corps qui se meut en rond, imprime ce même mouvement à l'air, cét air ébranle les esprits avec cette même determination, & cette determination, fait que l'ame juge que ce corps se meut en rond.

Puis que ce n'est qu'ensuite de ce que les esprits se meuvent sur leur centre, que les objets nous paroissent tourner en rond, quoi que les objets ne tournent pas quelquefois en rond, nous ne laiſſons pas de les voir de la même maniere dans le Vertige, ſi nous trouvons quelqu'autre cauſe, qui determine ces mémes eſprits à ſe mouvoir circulairement.

Villis admet une matiere Heterogene dans les eſprits, qui les fait fermenter irregulierement, & les fait tourner en rond ; mais il ſuivroit de là que dans toutes les maladies, où il eſt à croire que les eſprits fermentent, il arriveroit un Vertige, comme dans le Delire, ce qui n'eſt pourtant pas, & que le Vertige ſeroit toûjours accompagné de Delire, ce qui n'arrive guere ſouvent.

D'autres veulent que dans le Vertige, il y ait peu d'eſprits dans le cerveau, & dans les nerfs, que le peu qu'il y a n'eſt point obligé d'aller en ligne directe vers les parties, & que par leur volatilité ils ſe reflêchiſſent contre pluſieurs fibres, dans leſquelles ils admettent une communication, & que par ces differentes reflexions ils acquierent un mouvement en rond.

Ils expliquent à la verité aſſés bien par ce defaut d'eſprits, la plus-part des Symptomes qui accompagnent le Vertige, comme la chûte ſubite, la palpitation du cœur, la reſpiration petite, & quelqu'autres ſignes qui arrivent dans le paroxiſme; Mais il eſt difficile à comprendre comment les eſprits étant en petite quantité dans les fibres nerveuſes, ſe tournent en rond : bien au contraire le mouvement le plus ordinaire a tous les corps eſt le direct, & ils ne ſe meuvent autrement que quand ils y ſont forcés par quelques autres, ainſi les eſprits qui ont du mouvement, & qui ne rencontrent point d'obſtacles dans les fibres, doivent plûtôt y couler directement, que de tourner ſur leur centre.

Selon donc ce principe de phiſique, que tous les corps ſont déterminés à aller en ligne droite, & à reflechir de même, ſi ils ne communiquent point de leur mouvement, nous pourrons expliquer la maniere dont les esprits se peuvent mouvoir sur leur centre : il est certain que les esprits ont beaucoup de mouvement d'eux mêmes, acause de leur subtilité, ils en ont un autre, par lequel ils sont portés de la glande du cerveau à la partie, que le mouvement du sang leur à donné, par ce que comme il en monte toûjours au cerveau, il doit se separer aussi toûjours des esprits nouveaux, qui obligent les premiers à passer, & pousser ceux qui leur sont inferieurs, ceux-cy les autres, & ainsi de suite : Ces mêmes esprits peuvent encore se mouvoir d'une autre façon, sçavoir de l'extremité d'enbas du nerf, par quelque cause que ce soit, qui les dêtermine à aller vers le cerveau, & ces deux dêterminations differentes des esprits êtant opposeés, ceux qui se rencontrent vers le Corps calleux, supposé que ces deux forces soyent égales, ne peuvent aller ni par en haut, ni par enbas, ils ne doivent pas non plus perdre leur mouvement puis qu'ils n'en communiquent point, si bien que par les regles ordinaires de la mecanique, ils sont obligés de tourner sur leur centre, ensuite de quoi l'ame s'imagine que les corps tournent.

Ce mouvement se peut faire en deux manieres, & par differentes causes: car où les esprits se filtrant en trop grande quantité par les glandes du cerveau, ne peuvent pas d'abord continüer leur chemin le long de la fibre, qui en est toute remplie, ni retourner parce qu'il s'en filtre toûjours de nouveaux, ils sont obligez de tourner sur leur centre: ou quelque matiere ïrritant l'extremité des mêmes nerfs, en fait reflüer les esprits vers le cerveau, qui ne pouvant aussi forçer les glandes, par lesquelles ils ont été filtrez, ni retourner vers la partie, parce que je suppose que l'irritation continüe, ils doivent de même tourner sur leur centre,& faire aperçevoir à l'ame la même chose.

Le Vertige qui arrive par cette premiere cause s'appelle Idiopatique, & l'autre Simpatique.

Le Vertige Idiopatique se fait lorsque le sang se mouvant avec trop de violence fournit plus d'esprits au cerveau, que les fibres n'en peuvent contenir, & ceux qui restent les derniers ne pouvant continüer leur chemin, ni reflêchir, tournent sur leur centre: c'est de cette maniere que le Vertige arrive à ceux qui ont trop beu.

Le Simpatique est causé le plus souvent par quelques matieres contenües dans les premieres voïes, qui irritent les menbranes nerveuses de ces parties, & font reflüer les esprits le long des fibres nerveuses, qui se gonflent assez pour presser celles des nerfs optiques, qui leurs sont voisines, à cause des ramifications du nerf de la cinquiéme Paire, par où les esprits ne peuvent plus couler, & comme il s'en filtre toûjours de nouveaux, qui ne peuvent continüer leur mouvement ni le perdre, ils ſont obligez de tourner ſur leur centre.

Ce n'eſt point aſſés d'expliquer par ces differents mouvemens des eſprits, comment ils ſont obligés de tourner en rond dans le Vertige; mais il faut rendre raiſon par le même ſyſtéme de tous les ſymptómes qui l'acompagnent.

Il y a bien des occaſions dans leſquelles le Vertige arrive: aprés avoir veu longtemps tourner une roüe, quoy que ſon mouvement ait ceſſé, il paroît que tout tourne, & quoy que l'on ferme les yeux, il ſemble qu'elle tourne encore cela ne peut venir, que de ce que les roües qui tournent ont imprimé un même mouvement à l'air, & l'air aux eſprits; & comme ce mouvement en rond des eſprits, ne ſe perd pas ſitôt parce qu'ils ne le communiquent point d'abord, ils gardent longtemps la même détermination, quoy que la roue, ni l'air n'agiſſent plus:

& quoy que l'on ferme les yeux, on ne laiſſe pas de s'apercevoir que tout tourne, puis que les eſprits ſe meuvent encor de la même maniere que ſi les roües tournoient,

Il faut rendre raiſon pourquoy ceux qui tournent certaines machines, ou qui la voyent tourner, ont le Vertige dans les commencement, & ne l'ont plus quelque tems aprés.

Dans le commencement les eſprits tournant toûjours ſur leur centre par la raiſon que j'ay raporté cy-devant doivent cauſer le Vertige; mais par ce mouvement frequent des eſprits, les fibres nerveuſes s'élargiſſent peu à peu auſſi bien que les pores de leurs glandes, & les eſprits y coulent en plus grande quantité, & avec plus de force qu'à l'ordinaire, ſi bien que ce mouvement des eſprits de la glande aux yeux, l'emporte ſur celui qui ſe fait des yeux à la glande, & par ce moïen ces derniers doivent retourner, ſans communiquer leur mouvement aux premiers, qui en ont beaucoup plus qu'eux.

Cét élargiſſement des fibres nerveuſes de loptique & des pores de leurs glandes n'eſt point imaginaire, & la diminution & la perte de la veüe qui arrive à ceux qui ont regardé trop fixement des couleurs vives & longtems , font bien voir que la cauſe de ces accidens ne peut ſe trouver que dans des violents reflux, qu'ont fait faire ces couleurs aux eſprits, & par leſquels les fibres & les pores ſe ſont tellement élargies, que la ſeroſité y a trouvé un paſſage libre, ce qui à causé l'obſtruction de ces nerfs.

Il y a beaucoup d'autres occaſions où le Vertige arrive, par la même mecanique que nous venons d'expliquer : mais les cauſes les plus frequentes, ſont comme j'ai déja dit, quelques matieres aigries dans les premieres voyes ; ce qui ſe prouve aſſés par les vomiſſemens ou ſont ſujéts ceux qui en ſont attaquez.

Les accidens qui arrivent dans le Vertige, ſont le poulx petit, la difficulté

culté de respirer, & une chûte subite par terre; & tout cela est tres-aisé à expliquer par mon Systême, du gonflement & du pressement des nerfs.

L'estomach reçoit des nerfs de la huitiéme Paire fort considerables, ce même nerf en envoïe des rameaux au cœur, & aux poulmons, si bien que ces matieres contenües dans l'estomach irritant les fibres nerveuses, en font reflüer les esprits qui les gonflent, ensuite dequoi elles pressent leurs voisines qui sont celles du cœur, & des poulmons, par où les esprits ne peuvent presque plus passer, ainsi le cœur ne doit battre que foiblement, & par la même raison la respiration doit être foible.

De ces deux effets il est facile de deduire le troisiéme, qui est la chûte subite de ces gens là, car si le cœur, & le poulmon n'agissent pas comme à l'ordinaire, le sang ne circulera que difficilement, il n'en sera point porté dans les muscles pour les rendre tendus, en ſorte que ſe relâchant ils ne pourront ſoûtenir le corps.

Un abcés dans la matrice, dans le foye, dans la rate, produit quelquefois le Vertige, avec les mêmes accidents dont nous venons de parler, & cela par la même mécanique, puiſque les nerfs de ces parties ont une même communication que ceux des inteſtins.

Le Vertige eſt plus ou moins dangereux ſelon les differentes cauſes qui le produiſent : celui qui reconnoît des cauſes externes, eſt bien plus aiſé à guerir que celui qui arrive par des cauſes internes, parce que dans le premier les eſprits ne tournent ſur leur centre, qu'à cauſe que quelque objet externe leur communique ce mouvement, qui ceſſe dés que les objets n'agiſſent plus, au lieu que dans l'autre le ſang étant chargé des méchants ferments qui ſe ſeparent dans les glandes des premieres voïes, il en arrive toûjours, & il en reſte aſſés pour produire de tems en tems ce fâcheux Symptôme.

Les Viellards qui ſont attaqués du Vertige par une cauſe interne, ont plus à craindre que les autres; leurs nerfs ſont plus mous, & moins tendus, en ſorte qu'ils perdent facilement leur reſſort par les reflux violants des eſprits, & principalement quand ils ſe meuvent en rond, & comme les fibres nerveuſes ainſi gonflées ont de la peine à ſe remettre dans leur état naturel, les voiſines ſont tout-à-fait bouchées, & elles mêmes n'ont pas auſſi aſſez de reſſort pour s'étendre, & remettre les gonflées dans leur tonus.

Le Vertige qui eſt accompagné d'une diminution conſiderable de la veüe, ou les malades tombent par terre, eſt un préſage ordinaire de l'épiſepſie; car il eſt aiſé de voir que pour lors, le preſſement des nerfs optiques eſt conſiderable, & par conſequent que les matieres des premieres voyes ſont en grande quantité, & fort acres, & telles enfin qu'il faut qu'elles ſoient pour produire tous les ſymptômes épileptiques.

La Curation du Vertige demanderoit un trop long détail, ſi je voulois raporter tous les remedes dont on ſe ſert dans cette occaſion, celui qui eſt produit par quelques abcés particuliers, ceſſe aprés leur gueriſon, puis que l'irritation qui en étoit la cauſe eſt emportée.

Le Vertige habituel cauſé par des matieres aigries dans les premieres voyes eſt plus difficile à guerir.

La ſaignée eſt d'une grande utilité quelque-fois dans le paroxiſme du Vertige, & je croi que ce n'eſt point par d'autre raiſon, que par celle que j'ai déja tant repeté, car comme la cauſe de cette maladie eſt dans l'irritation, que font quelques matieres aigries dans les premieres voïes, qui font reflüer les eſprits, enſuite dequoi les fibres nerveuſes ſe gonflent, & preſſent leurs voiſines, par où les eſprits ne pouvant plus couler, ſont obligés de tourner ſur leur centre, il eſt certain que par la ſaignée l'on diminüe le mouvement du Sang, en ſorte qu'il ne monte plus avec violence au cerveau, les eſprits ne ſe filtrent plus en ſi grande quantité, & les fibres nerveuſes n'en ſont plus ſi remplies, ce qui fait que leur gonflement n'en doit pas être ſi conſiderable, quoi que les matieres des premieres voïes agiſſent toûjours & les voiſines n'étant plus auſſi ſi preſſées, les eſprits qui y ſont contenus ont la liberté de continüer leur chemin en ligne directe.

Les purgatifs & les Emetiques conviennent en ce qu'ils emportent les matieres aigries des premieres voies.

Tous les remedes ſpiritueux, ne doivent point être oubliez, & l'on en void tous les jours de tres-bons effets, car outre que ces remedes diviſent les matieres aigres des inteſtins, ce qui les rend incapables d'agir, ils ſubtiliſent encore le Sang, en ſorte que les eſprits ſe ſeparent en ſi grãde quantite dans les glandes du cerveau, & avec tant de mouvement, que cette determination qu'ils ont de la glande à la partie, l'emporte ſur celle qu'ils ont de la partie à la glande.

Les eaux chaudes ſont tres-bonnes ici pour les mémes raiſons; & l'on peut s'en faire doucher la tête; pour que l'eau en tombant puiſſe communiquer de ſon mouvement au cerveau, dont les glandes s'ouvrent, & donnent un libre paſſage aux eſprits, qui aïant toute la liberté de couler ne ſe reflechiſſent pas facilement.

Je ne rapporte point tous les remedes en particulier, dont on ſe ſert dans le Vertige, puiſque mon deſſein n'a été que de parler de ce qui ſervoit à l'intelligence de mon Syſtême, & de faire voir, que tout les Symptomes s'expliquoient bien par ſon moïen.

DE L'EPILEPSIE.

L'Epilepſie eſt une maladie dans laquelle la raiſon & les ſens ſont abolis, où il arrive des mouvemens convulſifs dans preſque toutes les parties du corps, accompagnez d'écume à la bouche, & d'une chûte ſubite par terre. Et quand le paroxiſme eſt violant, il y a ejection de ſemence, d'urine, & dexcrements.

Quoi qu'en parlant des mouvemens convulſifs, je n'en aye pas mis la cauſe dans le Sang, je ne laiſſe pas de croire, qu'il eſt vitié dans bien des occaſions, & principalement dans l'Epilepſie, ou je ne doute point qu'il ne ſoit chargé de principes fort acides, capables de le rendre groſſier & difficile à circuler: mais la cauſe prochaine & ordinaire de cette maladie, je la mets dans les premieres voïes, ou dans quelques autres parties voisines, & non dans le cerveau (comme le veulent encor bien des Medecins) puisque je n'admet point d'Epilepsie Idiopatique; & si l'on a trouvé des abçez dans le cerveau de ceux qui étoient morts Epileptiques, ces abçez n'agissoient que Simpatiquement, & par une irritation qu'ils causoient aux nerfs, de même que dans les autres endroits.

L'objection que l'on me peut faire, que l'Epilepsie hereditaire qui arrive aux enfans, a son siege dans le cerveau, & que ce n'est qu'à raison de la construction du cerveau & des nerfs de cét enfant, qu'il est attaqué de cette maladie, ne détruit point ce que j'ai avancé; je dis au contraire qu'il est bien plus propable de dire, que le Sang de cét Enfant étant de la méme nature que celui de ses parens, toutes les liqueurs qui s'en separent dans les premieres voïes, ou ailleurs, sont aussi de la méme qualité, & qu'agissant sur ces parties de la méme maniere qu'ils agissoient sur leurs parens, causent le même effet : il n'y a point de raport entre le cerveau & toutes les parties solides de l'enfant, & celles de la mere; mais il y en a toûjours entre le sang de tous les deux.

Si la cause de cette maladie étoit dans le cerveau, ou dans les nerfs, comme la méme disposition se trouve toûjours dans ces parties, elle ne devroit point arriver par paroxismes; elle n'est point aussi dans les esprits, car de quelque maniere que vous les conçeviez, ou trop subtils, ou trop grossiers, en trop grande, ou en trop petite quantité, ils ne seront pas capables de produire tous les Symptomes que nous remarquons : si ils sont trop subtils, & en grande quantité, ils couleront facilement, à moins que vous n'admettiez qu'ils coulent irregulierement, & il faudra pour cela que l'on admette une differente configuration dans les glandes du cerveau, ce qui ne peut pourtant pas être, puisque (comme j'ai déja dit) cette maladie n'arriveroit pas par paroxismes, parce que cette disposition des glandes devroit toûjours être la même.

Si l'on veut que les esprits soient grossiers, & en petite quantité, ils ne couleront que tres peu dans les parties; mais ils y couleront aussi également, à moins que vous ne supposiez encor de la difference entre les pores des glandes.

Mais ce qui fait bien voir que cette opinion est fausse, c'est la regularité des Paroxismes, les Symptomes qui arrivent toûjours aux mêmes parties, qui demandent aussi une même cause, scituée dans un même endroit; & cette cause ne peut se trouver ce me semble ailleurs, que dans quelques irritations des extremités de certains nerfs, & principalement de ceux des premieres voies. Voïons si par cette cause, nous pourrons expliquer mécaniquement & par mon Systéme, tous les Symptomes qui paroissent dans les Paroxismes Epileptiques.

Les signes d'un paroxisme prochain d'Epilepsie sont, un trouble de l'ame & des sens. une pesanteur & une douleur de tête, le Vertige, une insomnie facheuse, une lassitude dans les articles, un tremblement des membres, un tintement d'oreille, baillement, palpitation du cœur, difficulté de respirer, nausée, cardialgie, &c. & tous ces signes paroissent tontôt plus, tantôt moins dans les Epileptiques.

Les signes qui accompagnent le paroxisme, sont la convusion des bras, des mains, des machoires, des articles, de la poîtrine, des yeux, &c. Un grincement des dents, de l'écume à la bouche, une éjection de semence, d'urine, & d'excremens.

J'ai dit que dans cette maladie le sang étoit pris plus qu'à l'ordinaire, & que les premieres voïes étoient chargées de matieres acres, capables de grandes irritations.

Je ne pense pas que par quelque constitution du sang que ce soit, on puisse expliquer tous les accidens qui arrivent ici, & quelques principes qu'il y ait dans le sang, ils ne sçauroient agir s'ils ne sont separez: car quelle raison y auroit-il qu'une partie fût plustôt attaquée que l'autre, puis que le sang est tout d'une même nature, les muscles en reçoivent également, & par consequent il ne s'i devroit pas passer des mouvemens convulsifs.

Il est plus probable que les matieres acres des premieres voïes en sont la cause, & tous les Simptômes s'en deduisent tres-bien.

Les envies de vomir que les Epileptiques ont avant le paroxisme, font bien voir que la cause est dans les premieres voïes: Et la cardialgie ne peut arriver que parce que ces matieres irritant la membrane interne de l'estomach, font refluer les esprits le long des fibres nerveuses qui se gonflent & qui pressent celles qui vont au cœur, qui leur sont voisines puis qu'elles viennent les unes & les autres du nerf de la huitiéme paire, en sorte que le cœur ne recevant plus d'esprit, ne bat plus que foiblement, & le sang n'aiant plus un mouvement assés fort ne peut plus monter au cerveau pour la separation des esprits, ce qui fait qu'ils tombent dans une defaillance.

La palpitation du cœur reconnoit la même cause; car si le cœur ne recoit que peu d'esprits, & qu'il entre toûjours beaucoup du sang dans ses cavités, comme il ne peut faire des grandes contractions, le sang ne sçauroit passer par les poulmons, où il trouve des obstacles, parce que les esprits qui n'i coulent plus aussi, y ont fait afaisser les vaisseaux, & le sang est obligé en quelque maniere de reflechir, ou plûtôt d'empécher celui qui y est d'en sortir, si bien que le cœur est obligé de faire des petites contractions frequentes pour le chasser.

La difficulté de respirer arrive par la même raison que je viens de dire, que les fibres nerveuses du poulmon aïant été pressées par le gonflement de celles de l'estomach, qui lui sont aussi voisines, & qui sont toutes de la huitiéme Paire, les esprits ni coulent plus, & ces parties n'ayant plus de ressort, le Sang est obligé de s'y arrêter, & gonflant les vaisseaux qui pressent les vesicules, l'air a de la peine à y entrer.

De ce que le Sang circule difficilement par les poulmons, l'on peut deduire facilement le Baillement de ceux, qui sont sur le point d'être attaqués d'un Paroxisme d'Epilepsie.

Le Baillement n'est qu'une grande inspiration de l'air dans les poulmons, ensuite d'une pesanteur que l'on sent dans cette partie, & il faut voir qui est-ce qui determine les muscles de la respiration à ouvrir la poitrine plus grande, & plus longtemps qu'à l'ordinaire: j'ai déja dit que le Sang étoit arrêté dans les vaisseaux du poulmon d'où il arrive que par le gonflement des vaisseaux, les laçis, où les petits nerfs qui y aboutissent sont pressez, ces nerfs étant pressez, & les esprits ni pouvant plus couler, ceux qui se filtrent par les glandes du cerveau les remplissent, & les gonflent en sorte qu'elles pressent leurs voisines, qui vont aux muscles de la respiration, & par ce pressement les esprits qui y étoient contenus, sont obligés a y aller plus vîte, & en plus grande quantité, & causent une contraction plus grande, & plus longue, qui est l'inspiration.

La pesanteur de tête que les malades sentent, vient de ce que le Sang, ne circulant pas librement dans les vaisseaux du poulmon, parce qu'il est grossier, celui qui est dans les sinus du cerveau a de la peine à se dégorger, & les êtend tellement, qu'il ne faut pas s'étonner s'il arrive un sentiment de pesanteur.

La douleur de tête est sans doute

causée par le reflux violent des esprits, qui se fait dans les nerfs des premieres voies, & dont les fibres sont gonflées, & étenduës plus que de coûtume.

Les Insomnies, sont des effets de ce méme reflux des esprits vers le cerveau, car comme nous veillons tant que les esprits sont contenus dans les fibres nerveuses, & qu'ils reflüent vers le cerveau pour faire apperçevoir à l'ame certaines idées, l'on ne doit point esperer de repos tant que les matieres acres seront dans les premieres voïes, ou par les irritations qu'elles causent elles exciteront tous ces reflux.

Comme j'ai déja parlé du Vertige, & que j'ai fait voir la maniere dont-il étoit produit, ensuite de quelques irritations faites dans certaines fibres nerveuses des intestins, il ne sera point necessaire de repeter ici comment il arrive dans l'Epilepsie, puisque les causes se trouvent presque les mêmes dans cette maladie, que dans le Vertige.

Les Epileptiques sont le plus souvent accablez d'une lassitude dans presque tous les membres qui ne vient que de ce que le sang étant fort grossier, & aiant beaucoup de peine à circuler (comme je l'ai dêja fait voir) étend les vaisseaux, & cause un mouvement de pesanteur, outre que beaucoup de fibres nerveuses aiant été bouchées par le gonflement de plusieurs autres, les esprits n'ont pas eu la liberté d'aller dans les parties pour les tenir tendües, & pour leur donner le ressort qui leur est necessaire afin de chasser le sang, & le faire circuler.

Enfin, si l'on remarque encor quelques autres Simptômes, on peut tres-bien les expliquer par la même mécanique.

Il est plus à propos de rendre raison de ceux qui accompagnent le Paroxisme, & qui sont bien plus violents, parce que ces matieres des premieres voies, s'étant amassées, & aïant acquis plus de mouvement, causent de plus fortes irritations, d'où s'ensuit des gonflemens, & des pressemens des fibres nerveuses plus grands qu'à l'ordinaire.

La même mécanique dont je me me suis servi pour l'explication des mouvemens convulsifs dans la colique du poitou, se trouve ici pour ceux qui arrivent dans l'Epilepsie: Les matieres acres que j'ai dit être dans l'estomach, se rencontrent aussi dans les intestins, & y ont été portées a travers les glandes qui y sont; & ces matieres étant devenües acres, ont tellement fait reflüer les esprits le long des fibres nerveuses de l'intercostal, qui forment tous les laçis du mezentere que les fibres voisines en ont été pressées, & les esprits portés en plus grande quantité, plûtôt dans certaines parties, que dans d'autres, ce qui leur a fait faire dés mouvemens convulsifs; & quelques unes aussi de ces fibres voisines aiant été tout-à-fait pressées, celles qui vont aux muscles Antagonistes, ne l'étant point, il s'y sera fait des convulsions, ce qui se remarque presque toûjours : Or j'ai deja dit, que le nerf intercostal étant formé de plusieurs rameaux de la moëlle de l'épine qui sortent entre les vertebres, ces rameaux êtoient voisins de ceux qui vont aux bras, aux mains, aux muscles de la respiration, aux jambes, &c. Et que par consequent ces parties devoient se rêssentir des differens gonflemens qui arrivoient anx nerfs du mezentere ; Les plus voisines êtoient les plus pressées, d'autres plus êloignées l'êtoient moins, & ainsi de suite. Aussi voions nous que les convulsions & les mouvemens convulsifs des jambes, n'arrivent pas si souvent, & ne sont pas si forts que ceux des bras & des mains.

Les convulsions des yeux, & des machoires, viennent de méme par le pressement des fibres qui aboutissent à leurs muscles, & que tout le monde sçait venir de la cinquiéme, & sixiéme paire, & que deux branches de la cinquiéme paire, & une de la sixiéme, forment l'intercostal; ainsi il ne sera pas difficile à comprendre par ce que j'ai dêja dit tant de fois, comment ces parties se mettent en contraction.

La salive écumeuse qui sort en abondance dans le paroxisme, arrive en ce que le sang étant plus coagulé, la serosité en est separée facilement, & plus qu'à l'ordinaire, & comme les glandes salivales sont fortement pressées par le mouvement des muscles de la machoire, la salive est obligée, d'y couler plus abondament; mais trouvant les canaux excretroires retrecis par ce pressement, elle est agitée, & divisée de telle sorte, que ses parties n'étant plus si liées, elle sort en forme d'écume.

Quelquefois quand le Paroxisme est violent, l'urine s'écoule, les excremens sortent, & il se fait une ejaculation de semence.

Pour rendre raiſon de ces effets, je ne cherche point d'autre cauſe, que le gonflement de certaines fibres, & le preſſement de quelques voiſines.

Si l'urine s'écoule, c'eſt que la veſſie s'eſt miſe en contraction, elle s'y eſt miſe, parce que les eſprits ont coulé en grande quantité dans les fibres charnües, & ces eſprits ne peuvent y avoir été pouſſez que par le gonflement des fibres de l'intercoſtal mezenterique, de qui la veſſie eçoit tous les nerfs qu'elle a.

Les excremens ne ſortent auſſi, ue parce que les fibres annulaires charnües des inteſtins ſont en rande contraction, par l'arrivée des ſprits animaux, qui y ſont venus en lus grande quantité, parce que les bres qui les contenoient, ont été reſſées par le gonflement de leurs oiſines.

Enfin les proſtates, les veſicules eminaires, & les petits muſcles oiſins, qui reçoivent des nerfs de l'intercostal auront été aussi pressez, & les esprits y coulant en abondance, toutes ces parties auront été mises en contraction, d'où s'en sera suivi une ejaculation de semence.

L'on remarque bien souvent que les Epileptiques n'ont point de mouvemens convulsifs dans toutes les parties du corps, excepté au visage, où l'on en remarque toûjours, en sorte qu'ils grincent les dents : & on leur void faire mille contorsions à la face.

Cét effet n'est point surprenant à ceux qui sçavent que le nerf de la cinquiéme Paire, fournit des branches à tous les muscles du visage, & que ce même nerf forme l'intercostal, dont les fibres êtant voisines, si les unes viennent à être gonflées, comme celles de l'intercostal, les autres du visage seront les plus pressées, & leurs esprits, portez en grande quantité dans les muscles de la face, qui se mettront en contraction.

De tous les accidens qui arrivent dans l'Epilepsie, & dans quelques autres maladies, je n'en trouve point de plus difficile à expliquer que cette vapeur froide que les malades sentent monter depuis la partie affecttée jusqu'au cerveau, & aprés laquelle ils tombent dans le paroxisme ; j'en ai leu plusieurs explications dans les Autheurs, qui ne me contentent guere & je ne sçai si celle que ie donne satisfera mieux l'esprit ; je n'ai que faire pour cela de recourir à d'autres causes qu'au gonflement, & au pressement de certaines fibres nerveuses, de même que pour tout ce que j'ai déja dit : tout le monde tombe d'acord, que la chaleur de nos parties consiste dans le mouvement circulaire & fermentatif du sang, & que tant qu'il est dissout & qu'il circule nous n'avons aucune perception de froid ; il est donc à croire que le sang s'arrete dans certaines parties au commencement du paroxisme de l'Epilepsie, & nous n'avons qu'à chercher qui en peut être la cause.

J'ai déja dit que les matieres acres des premieres voïes, faisoient reflüer les esprits dans les fibres nerveuses de l'intercostal, qui se gonfloient, & pressoient leurs voisines; mais comme j'ai fait voir aussi que ce nerf intercostal se joignoit avec presque tous les autres nerfs du Corps, tous ces nerfs doivent être successivement pressez à mesure que les premieres fibres se gonflent, & par ce pressement les esprits n'aïant plus la liberté de couler dans les parties, le Sang y croupit, & perdant son mouvement circulaire & fermentatif, la partie perd aussi le sentiment de chaleur qu'elle avoit, & n'en a qu'un de froid, que l'ame aperçoit monter jusqu'au cerveau.

Pour ce qui est du Prognostic de l'Epilepsie, c'est une des maladies les plus difficiles à guerir: celle qui est habituelle & hereditaire est incurable,

curable, parce que le Sang dans ces gens là ne peut plus se changer, & que leurs fibres nerveuses sont telles, qu'elles sont facilement remises dans le même état qu'elle étoient dans le Paroxisme, par l'irritation des matieres acres des intestins, qui sont toûjours aussi de la méme nature, par la disposition des glandes des intestins, & du ventricule qui les laissent toûjours passer.

Il n'arrive guere que les malades perissent dans le Paroxisme; à moins qu'il ne soit tres-violent, & que ce ne soit dans des personnes fort jeunes, ou fort âgées, car comme les fibres nerveuses de ces gens là, sont fort molles & peu tendües, elles n'ont pas par consequent assés de ressort pour se remettre quand elles ont été gonflées ou pressées, en sorte que celles qui vont au cœur, ou à quelques autres parties, absolument necessaires à la vie, peuvent étre bouchées facilement, & les esprits ni pouvant plus couler, la machine restera sans mouvement.

L'Epilepsie qui attaque les enfans se passe plus facilement, que celle qui attaque ceux qui sont dans l'âge de puberté, car comme la cause de l'Epilepsie des enfans n'est qu'un laict aigri dans les premieres voïes, qui se corrige par de meilleurs alimens qu'ils prennent dans la suite, & les glandes de leurs intestins, aussi bien que leurs fibres nerveuses n'aïant pas encor eu le tems de se changer tout à-fait par le peu de Paroxismes qu'ils ont souffert, il ne faut pas s'étonner si les autres plus âgés qui reconnoissent une cause plus fixe & où la disposition de ces glandes, & de ces fibres se trouve tout autre, & qui ont eu déja apparenment un grand nombre de paroxismes, en guerissent plus difficilement.

La Paralisie, & les affections Soporeuses, suivent souvent de prés l'Epilepsie.

Pour peu d'attention que l'on fasse à ce que j'ai déja dit de la

Paralisie, l'on comprendra aisément que quelques fibres nerveuses de l'intercostal aïant été gonflées considerablement, & aiant perdu leur ressort, presseront tout-à fait quelqu'unes de leurs voisines, dont le passage bouché causera cét effet: & si il y a une grande quantité de ces fibres gonflées, elles pouront aussi presser la plus part de toutes celles du cerveau, dont l'obstruction produira sans doute l'Apoplexie.

Il n'est pas si facile de guerir l'Epilepsie, que d'en expliquer tous les Simptômes, & l'on n'a point encor trouvé des remedes specifiques pour cette maladie, comme l'on en a trouvé pour beaucoup d'autres.

Il est inutile d'en entreprendre la curation dans ceux à qui elle est habituelle & hereditaire, & un Medecin ne doit se donner cette peine que quand elle n'est pas inveterée, ou qu'elle attaque des personnes dans une âge peu avancé.

On prend deux differens tems

pour la guerir, ou dans le paroxisme, ou hors le paroxisme.

A moins que le paroxisme ne soit violent & que l'on ne craigne que le Malade ne tombe dans quelque transport au cerveau, il ne faut rien entreprendre pour lors, & l'on doit seulement empêcher que le Malade ne se blesse par les mouvemens violens qu'il fait ; mais si le paroxisme étoit extraordinaire, & que l'on vit de la disposition à quelque grand assoupissement, il ne faudroit point balancer à faire saigner le Malade du pied, & de la gorge, à lui donner des sternutatoires violents, & enfin en venir aux vomitifs comme au remede le plus Souverain.

Il ne sera pas inutile de dire ici la raison pourquoi la saignée du pied, & de la gorge est plus salutaire dans cette maladie que celle du bras.

Les Anciens ont dit bien des choses touchant la derivation & la revulsion, mais tout ce qu'ils en ont dit est contraire à l'experience que l'on a faite de la circulation du Sang : & la maniere dont l'expliquent encor la plus-part des Anatomistes, n'est pas plus vrai semblable, quand ils disent que par la saignée du pied, le sang est determiné à aller davantage vers le bas que vers le haut, & que n'en montant pas tant vers le cerveau, les esprits dans lesquels il mettent la cause de cette maladie, ne se filtrent pas aussi en si grande quantité, & que c'est par cette raison que le Paroxisme diminuë ; mais au contraire par la saignée du pied, le sang est porté avec plus de liberté vers la tête, par ce que en desemplissant la veine cave d'en-bas, le sang quelle porte dans le cœur ne s'y degorgeant pas avec tant de force, celui qui déçend par la veine de la tête s'y décharge plus facilement, en sorte que le sang qui monte par les arteres carotides ne trouvant point tant de resistance, parce que les veines sont désemplies, passe plus vîte par les arteres du cerveau, fournit davantage d'esprits, qui aïant par consequent un mouvement plus fort, & une determination plus violente qu'à l'ordinaire, empéchent le reflux que causoient les matieres des premieres voïes, & d'où dépendoient tous ces fâcheux accidens. Il arrive la même chose dans la saignée de la jugulaire, qui produit le même effet, parce que le Sang des veines du cerveau se desemplissant, celui des arteres monte auec plus de facilité.

Les Sternutatoires aident beaucoup à faire revenir les malades de l'assoupissement où ils sont, & ces remedes innocens mettent souvent fin à tous les Symptômes. L'Hellebore blanc, l'Euphorbe, & le Castoreum, par leurs parties acres font faire de grandes contractions à la menbrane interne du nez, dont les esprits sont obligez de reflüer vers le cerveau avec precipitation, & comme ce reflux ne peut être que considerable, le gonflement des fibres nerveuses du nez, doit l'être aussi, & par consequent les fibres voisines seront tellement pressées, que leurs esprits n'auront plus la liberté d'y couler librement, & comme les fibres voisines de celles du nez sont celles qui vont aux intestins, puisque les unes & les autres viennent de la cinquiéme Paire, il n'est pas mal-aisé de comprendre, que le reflux violent des esprit dans les nerfs des intestins étant la cause de l'Epilepsie, ce reflux cessant par le gonflement de quelques autres fibres sçavoir celles du nez; les Symptomes s'arréteront d'abord.

Mais le moïen le plus seur de faire cesser le Paroxisme de l'Epilepsie, est d'emporter la cause qui le produit, sçavoir les matieres aigries dans les premieres voïes; & rien ne peut mieux produire ce bon effet que les Emetiques, dont j'ai raporté ailleurs la maniere d'agir.

Je ne veux point faire ici un détail de tous les remedes qui conviennent dans l'Epilepsie, & dont on se sert hors du Paroxisme, pour le prevenir, & mon dessein n'est pas de copier ici une infinité de formules qui se trouvent dans tous les Autheurs, & je me contente de dire que tous les remedes qu'on doit emploïer dans cette maladie, doivent tendre à emporter les matieres aigries des premieres voïes, à changer la nature du Sang, & à remettre les fibres nerveuses dans leur tonus naturel.

Pour cette raison, les vomitifs & les violents purgatifs conviennent beaucoup dans le commencement, par l'evacuation qu'ils font faire à ces matieres, qui croupissent dans le ventricule, & dans les intestins.

Les boüillons aperitifs, & les opiates d'açier servent beaucoup à changer la masse du Sang, & à rompre la tissure des sels grossiers qui la composent, ce que font aussi les eaux chaudes, dont on peut user, & s'en faire doucher la tête.

Enfin tout ce qui peut donner de la fluidité au Sang sans le faire evaporer, est tres-propre dans l'Epilepsie, puisque par ce moïen les esprits se filtrant en grande quantité, reprennent leur route ordinaire dans les fibres nerveuses, rouvrent celles qui ont été pressées, & celles-ci en s'élargissant, remettent celles qui avoient été trop gonflées dans leur êtat ordinaire.

DE L'AFFECTION HYPOCONDRIAQUE.

IL me sera à present tres facile de traiter des deux dernieres Maladies, aprés avoir expliqué tous les Symptômes, qui arrivent dans les precedentes ; & l'on peut dire que l'Epilepsie avec ces deux dernieres ne different guere quant à la cause, & aux accidens, sinon qu'ils sont plus violents dans l'une, que dans l'autre, & le sang plus ou moins chargé de principes acres, & grossiers.

Pour avoir une idée juste de l'Affection Hypocondriaque, il faut auparavant en r'aporter tous les Symptomes.

Ceux qui en sont attaquez, sentent le plus souvent une contraction, ou plûtôt une convulsion de la poitrine, ils tombent dans des pamoisons, & des foiblesses, il leur vient des raports aigres, des nausées, des vomissemens de matieres acres, & austeres, il se fait des effervescences, & des bruits dans leur ventre d'un endroit à l'autre, des vents, ils ont le ventre constipé, il leur arrive des frissons, ils ressentent une chaleur dans les Hypocondres, qu'ils ont fort tendus, ils ne sont guere sans palpitation de cœur, douleur, & sentiment de pesanteur à la tête : le Vertige, le tintement des oreilles, les yeux étourdis, les lassitudes spontanées, les insomnies, le delir, & la convulsion les accompagnent presque toûjours : ils ont de la tristesse & de la crainte, leur salivation est copieuse, aussi bien que leur urine, ils ont la respiration difficile, & enfin ce qui arrive le plus souvent, est une suffocation, & comme un étranglement, de méme que dans les femmes Hysteriques.

Tous ces Symptômes ne paroissent

pas toûjours ensemble dans les Hypocondriaques, tantôt les uns, tantôt les autres, plus ou moins, selon que la cause est plus ou moins forte.

Ce seroit perdre le tems que je veux emploïer à l'explication des Phenomenes, si je raportois ici, toutes les differentes opinions des Autheurs sur les causes, & le siege de cette Maladie, qui sont assez refutées, & qui le seront encor par ce que je diray.

Comme je ne distingue guere l'Epilepsie, de l'Affection Hypocondriaque, j'ai lieu de croire que la cause de ces deux Maladies est presque la même, & scituée dans le même endroit, sçavoir dans les premieres voïes, & qu'il s'y rencontre des matieres aigries de même que dans l'Epilepsie : je croi que le Sang de ces gens-là est fort grossier, comme il le paroît par tout ce qui leur arrive; mais tout cela se comprendra mieux par l'explication que je vais donner des Symptomes, & dans laquelle je suivrai toûjours mon Systême.

La tristesse des melancoliques, fait bien voir que leur Sang est grossier, & les esprits qui en sont separez, sont aussi fort pesants, en sorte que n'aïant guere de mouvement, ils ne fournissent à l'ame que peu d'idées.

La salivation, & l'urine frequente reconnoît une même constitution de Sang, parce que quand le Sang est pris, les parties fibreuses de cette humeur s'aprochant, les serosités s'en separent, en sorte qu'elles s'évacuent pas les glandes salivales, & par les reins en grande quantité.

La faim canine, les raports aigres, que les melancoliques ont presque toûjours, marquent assez que la cause de tous les autres Symptomes est dans les premieres voïes.

Le vomissement est produit par des matieres aigres, qui irritant les fibres nerveuses de l'estomach, en font reflüer les esprits, qui les gonflent, en sorte qu'elles pressent leurs voisines, que j'ai dit être celles qui vont aux muscles de l'Abdomen, & du Diaphragme, dans lesquelles les esprits étant obligez de couler plus vîte, ces muscles se mettent dans une contraction assés violente, pour que l'estomach en soit pressé, & que les matieres qui y sont contenües, soient obligées de sortir par en haut, où ils trouvent moins de resistence par l'ouverture de l'Orifice Superieur, au lieu que l'inferieur est toûjours fort serré.

Les vents, les bruits, & les effervescences que l'on remarque, reconnoissent pour cause ces mêmes matieres acides, & indigestes, qui étant composées de principes Heterogenes, se fermentent avec violence, & cette fermentation violente de ces parties differentes, est la cause de tous les Symptomes horribles, qui attaquent les melancoliques,

Il semble qu'ils devroient avoir le ventre libre, par la quantité de matieres, qui sont alors dans les intestins, & qui (par ce que j'ai dit en parlant du mouvement Peristaltique) irritent les fibres de la menbrane nerveuse, dont les esprits refluant, les grossissent, & font qu'elles pressent leurs voisines qui aboutissent aux fibres charnües des mémes intestins; mais je croi que l'irritation étant violente, le gonflement de ces premieres fibres est si grand, que les dernieres sont tout à-fait pressées, en sorte que les esprits ni coulant plus, la menbrane charnüe perd tout-à-fait son mouvement, & n'oblige plus les excremens à décendre.

Les pamoisons, la palpitation du cœur, la difficulté de respirer, les douleurs de tête, les sentimens de pesanteur, le Vertige, les Lassitudes spontanées, les insomnies, & les convulsions, se font de même que dans l'Epilepsie, ou j'en ay donné l'explication par le reflux des esprits, le gonflement des fibres nerveuses, & le pressement des voisines, dont j'ai montré la communication, qu'il seroit inutile de repeter.

L'étranglement, & la suffocation (accidens assés ordinaires dans ces Maladies) viennent de ce que quelques parties aigres de l'estomach, s'élevant le long de l'Oesophage, irritent certaines fibres nerveuses vers le larinx, en font reflüer les esprits, qui les gonflent assés, pour qu'en pressant leurs voisines qui aboutissent aux muscles du larinx, & de la trachée-artere les esprits y soient determinez en assez grande quantité, pour les gonfler, de telle sorte, que l'air ait de la peine à y passer: & c'est ce qui cause l'étranglement.

Cette maladie n'est guere mortelle, quoi que tres-difficile à guerir, elle dure souvent pendant toute la vie, & elle est plus, ou moins dangereuse, selon que les Symptomes sont plus, ou moins violens: le plus souvent elle degenere en Epilepsie de laquelle elle ne differe guere.

Les mémes remedes que j'ai dit convenir dans l'Epilepsie, s'emploïent aussi dans l'Affection Hypocondriaque; puisque les premieres voïes, le sang, & les esprits dans cette derniere se trouvent à peu prés disposez de même que dans l'autre; c'est pourquoi sans repeter ce que j'ai déja dit, je passerai à la derniere des Maladies, que j'ai proposé d'expliquer, qui est la Passion Hysterique.

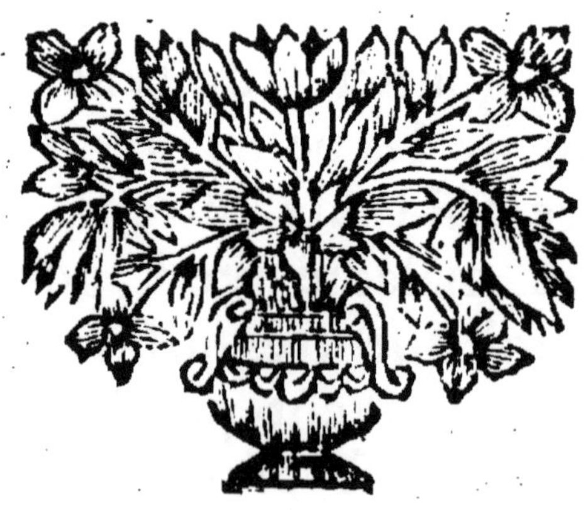

DE LA PASSION HISTERIQUE.

LEs Autheurs auroient mieux fait de r'enfermer ces trois maladies, ſçavoir l'Epilepſie, l'Affection Hipocondriaque, & la Paſſion Hiſterique, en une ſeule, & je n'i trouve qu'une difference du plus, ou du moins.

La Paſſion Hiſterique n'attaque pas ſeulement les Femmes, & l'experience nous fait voir, que les Hommes y ſont auſſi ſujêts, en quoi l'on découvre l'aveuglement de ceux qui en mettent la cauſe dans la matrice, outre que les ouvertures que l'on a fait des Femmes mortes, attaquées de ce mal, & à qui l'on n'à rien trouvé dans la matrice, font bien voir qu'on s'êtoit trompé juſqu'à preſent, & il n'est plus permis qu'aux Femmes d'attribuer aux vapeurs qui s'élevent de la matrice, cette quantité de Simptômes, dont nous chercherons ailleurs la cause.

Les Femmes à la verité y sont plus sujettes que les Hommes, & le peu d'exercice qu'elles font, & les mechants âlimens qu'elles prennent dans leurs appetits dêpravez, donnent lieu à la generation des mechants ferments dans les premieres voïes, & à une constitution de sang tres pernicieuse,

Les ferments des premieres voïes sont aigres dans la Passion Histerique, de même que dans l'Affection Hipocondriaque, & le sang est êpais, & c'est ce qui fait que les Simptômes de ces deux maladies sont fort peu differens.

La suffocation & l'êtranglement, la douleur de tête, le Vertige, les mouvemens convulsifs, la palpitation du cœur, les bruits dans les intestins, les âgitations du ventricule, & des inteſtins, la difficulté de reſpirer, le hoquet, la perte des ſens, externes, & internes, & tous les autres accidens, reconnoiſſent tous pour cauſe immediate, ces matieres aigries dans les premieres voïes.

Ces accidens ſont plus, ou moins violens dans les unes que dans les autres, dans quelques-unes la ſuffocation, & la difficulté de reſpirer eſt petite, quelquefois ils joüiſſent de leurs ſens, dans d'autres le mouvement, & les ſens ne ſe trouvent point, & ils tombent par terre comme les Epileptiques; l'êcume leur vient à la bouche, les mouvemens convulſifs ſont tantôt dans les parties internes ſeulement, & tantôt dans les externes, les unes n'ont point de reſpiration, d'autres l'ont difficile; quelquefois le poulx paroît, & quelquefois il eſt inſenſible, ſelon que la cauſe eſt plus ou moins forte, & tout cela par l'irritation plus ou moins grande, faite aux menbranes des intestins, qui fait refluer les esprits dans les fibres qui se gonflent, & selon que ce gonflement est plus ou moins fort, elles pressent les voisines en partie, ou tout-à-fait, & les esprits coulent peu, ou point du tout dans certains endroits.

Je laisse le champ libre pour l'explication de tous ces Phenomenes, & l'on n'aura point de peine de les expliquer, puisque ce sont les mêmes que ceux des deux precedentes maladies, dont j'ai rendu raison.

Les Simptômes les plus ordinaires à cette maladie, sont un êtranglement, un poulx, & une respiration imperceptible.

J'ai dit dans l'Affection Hipocondriaque, comment se faisoit l'êtranglement; mais il est difficile à comprendre, comment la respiration cessant, & le mouvement du cœur ne s'apercevant point pendant le tems d'un paroxisme, qui dure quelque fois si long-tems, l'on puisse encor revenir à la vie : Nous ne sçaurions quand nous nous portons bien, être un moment sans respirer, & le mouvement du cœur ne peut être intercepté, pendant quelque tems sans mourir, cependant dans la Passion Histerique, où le sang est déja grossier, & peu propre à circuler, tout cela arrive ; & l'on a veu des Femmes trois jours dans cet état, que l'on croïoit mortes. Tâchons de donner une raison comment cela se fait.

Quoi que le mouvement du cœur soit insensible, il ne laisse pas de se mouvoir toûjours ; mais il ne le paroît pas, par ce que ses contractions sont fort foibles, & comme toute la Poîtrine est roide & en convulsion, son bâtement ne peut point communiquer son mouvement aux côtes : dans cet état tous les muscles qui servent à l'inspiration âgissent, c'est à dire sont en contraction, & êlevent la Poîtrine,

& l'élargiſſent en ſorte, que les veſicules du poulmon n'étant point affaiſſées, le ſang continüe ſon chemin dans les vaiſſeaux pulmonaires, qui ne ſont point preſſés : Il eſt aiſé de voir que les muſcles intercoſtaux ſont racourcis, & par conſequent que les côtes ſont élevées ; Il faut ſeulement remarquer qu'à chaque vertebre du dos, la moëlle de l'épine fournit un aſſez gros nerf, qui ſe diviſe en pluſieurs rameaux ; une de ſes branches va ſe joindre à l'intercoſtal, & les autres ſe jettent dans les muſcles intercoſtaux, & dans les autres qui ſervent à l'inſpiration, ſi bien que toutes ces fibres ſon voiſines, & comme les fibres de l'intercoſtal ſont gonflées par le reflux des eſprits, elles preſſent les autres, qui vont aux intercoſtaux, où les eſprits ſon pouſſez en plus grande quantité qu'à l'ordinaire, & les mettent en contraction : cette contraction ſert à élever la poitrine, qui demeure toûjours dans le méme état, tant que le gonflement dure, & le sang trouvant un passage libre, il ne cesse point de circuler: l'air même se change dans les vesicules du poulmon, l'air externe prend la place de celui qui y est, car à mesure que le poulmon s'échauffe, celui de dehors aïant plus de pesanteur prend la place, de celui-ci, & il la quitte bien-tôt lui-même, pour en laisser passer un plus pesant.

Le Sang alors n'a qu'un mouvement de liquide, & de circulation: il n'a pas celui qui est necessaire aux principales fonctions de la vie; sçavoir celui par lequel toutes les parties tournent sur leur centre, & c'est dans le poulmon, où le Sang acquiert principalement ce mouvement, par le pressement des vesicules sur les vaisseaux, car le Sang trouvant de la resistance, ne pouvant ni passer, ni retourner, parce que celui qui le suit, l'en empêche, &

comme il ne peut pas perdre son mouvement, il est obligé de tourner sur son centre.

C'est dans ce mouvement des parties du sang sur leur centre, qu'il acquiert une exacte division de tous ses principes, car ses parties se heurtant les unes contre les autres, elles se brisent, occupent plus d'espace, & enfin servent à tous les mouvemens de nôtre machine.

Les Femmes Histeriques sont toutes froides, parce que la chaleur du sang, consiste dans ce mouvement des parties du sang sur leur centre, & non dans celui de liquide, & de circulation, qui ne laissent pas de se continüer, independanment de l'autre.

Je ne croi pas qu'il y ait d'autres mouvemens dans le sang, que ceux que je viens de dire, & je doute fort qu'il y en ait un de fermentation : quoi que cela soit contraire à ce qu'on en a crû jusqu'à present, j'ai beaucoup de raisons qui me donnent lieu de ſuspendre mon jugement, & quoi qu'il paroiſſe d'abord, que ſans cette fermentation du ſang, l'on ne puiſſe expliquer tout ce qui arrive dans la mâchine dans l'état naturel, & dans la maladie, je ne laiſſerai pas pourtant d'en rendre raiſon mêchaniquement, par le mouvement des parties du ſang ſur leur centre ſans apeller au ſecours un mouvement de fermentation.

Les experiences que les Chimiſtes ont fait ſur le combat des liqueurs qu'ils mélangeoient, ont donné lieu de croire que ce même combat ſe faiſoit dans le ſang des animaux; puiſque par l'analiſe de ce ſang, l'on a trouvé qu'il étoit composé à peu prés des mêmes principes que ces liqueurs, & ce combat a êté apellé fermentation.

Il n'y a rien à preſent de plus commun parmi les Medecins, & j'avoüe qu'ils trouvent une grande facilité dans ce mouvement, pour expliquer tous les Phenomenes de la machine ; mais je ne sçai si ils ne se sont point trompez, car si la fermentation leur donne lieu à l'explication de bien des effets, elle renferme aussi bien des difficultés.

Afin qu'une liqueur fermente, comme ils le pretendent, il faut qu'elle soit composée de parties Heterogenes, proportionées entre elles, c'est à dire, que les parties par exemple, d'un acide (comme ils parlent) répondent aux pores d'un à Alkali, sans cela il ne doit point y avoir de fermentation.

Je ne sçaurois comprendre comment les alimens d'une même nature, avec lesquels on peu se nourrir, contiennent toûjours ces differens fermens, & si bien proportionés, l'on a de la peine de trouver dans certaines liqueurs cette proportion pour les faire fermenter. Et on ne l'a trouvé qu'apres bien des experiences, & des mélanges : & dans le corps l'on veut que toute ſorte d'alimens y ſoient propres : ſi cela eſt, il ne faut plus admettre de proportion entre les parties qui doivent fermenter, puiſqu'un aliment, qui aura de certaines parties, ſera autant capable de cét effet, qu'un autre, qui en aura de toutes contraires : avoüons que cela n'eſt guere conforme à l'idée qu'on a voulu nous en donner.

L'on dira peut-être que c'eſt l'air qui eſt la cauſe de ce mouvement de fermentation, en ſe meſlant avec le Sang dans les poulmons ; mais ſi cela eſt, pourquoi le ſang, & tant de liqueurs, ne fermentent elles pas quand on les expoſe à l'air, & pourquoi faut-il quelles ſoient enfermées dans les vaiſſeaux, ou que l'air entre dans les poulmons pour produire cét effet; il n'y a rien dans les vaiſſeaux qui change cét aliment, puis qu'il n'y a que ce même aliment, dont j'ai ſupposé m'être nourri : il faut donc qu'il y ait eü un autre ferment auparavant, & ſi l'on en admet un Primitif, il doit être usé par tant de fermentations qui ſe ſont déja faites : ce n'eſt pas auſſi que le poulmon donne une autre qualité à l'air, il ne fait que le preſſer, & ce preſſement ne peut que lui donner un peu plus de mouvement.

Si le Sang ſe mouvoit par un mouvement de fermentation, il ne laiſſeroit pas de fermenter apres être ſorti des vaiſſeaux, ce qui n'arrive pourtant pas dans la ſaignée, ni quand on s'eſt coupé, & dans les ouvertures que j'ai faites de tant d'animaux vivans, en leur ouvrant le cœur, je ni ai remarqué aucune apparence de fermentation.

Je ne nie pas qu'il n'y ait dans le ſang des mouvemens extraordinaires, & autres que celui de liquide, mais je ne crois pas auſſi, qu'il y en ait de fermentation, comme tout le monde ſe l'imagine : j'avoüe méme que ce mouvement qui eſt dans le ſang, eſt inteſtin, & expanſif, qu'il demande plus d'eſpace pour ſe mouvoir, & qu'il faut pour cela un lieu libre, je dirai de plus ſans cauſe apparente, avec un changement, & une alteration de ſes parties ; & enfin tout ce qu'on a attribüé à la fermentation; mais je ne veux point que les differens principes, que le ſang contient, en ſoient la cauſe, & je croi que le mouvement de ſes parties ſur ſon centre, ſuffit pour cela.

Ce mouvement des parties du ſang ſur leur centre, demande un bien plus grand eſpace, que ſi le ſang ſe mouvoit par un ſeul mouvement de liquide : dans ce dernier, les parties de ce liquide s'accomodent facilement les unes aux autres, les parties longuettes, ſe couchent les unes ſur les autres, les angulaires s'enchaſſent, le rondes ſe joignent de telle maniere, qu'il ne leur faut pas un grand eſpace, puis qu'il n'en faut que pour la matiere ſubtile, qui les empéchent de s'unir : mais dans le mouvement de rotation, toutes ces parties tournant sur leur centre, s'écartent les unes des autres, & laissent de grands vuides, pour ainsi dire, entre elles; les parties longuettes se trouvent souvent de travers les unes à l'egard des autres, comme on le void dans un tas de clous bien arrangés, & que l'on secoüe, car alors, ils occupent beaucoup plus de place, les angulaires avec leurs Angles, ont leurs côtés opposés, & les parties rondes en se heurtant s'écartent avec violence: dans ce mouvement, toutes les differentes parties se brisent facilement, s'écornent, & forment un tout bien plus facile à se mouvoir, qu'il n'étoit auparavant. Et ce mouvement est une suite de l'obstacle que le Sang trouve en circulant par les poulmons.

J'ai été un peu plus long que je ne croiois, par ce que j'ai raporté de ce dernier mouvement du Sang, qui peut-être m'attirera beaucoup d'ennemis : mais mon dessein n'est pas d'embrasser des opinions extraordinaires, je ne cherche que la verité, dont le champ est libre à tous, & je n'ai avancé tout cela, que comme une pensée sur laquelle je voulois m'êclaircir, qui paroîtra peut-être vrai-semblable à ceux, qui voudront entrer sans prevention, dans l'idée que j'en ay.

Le Prognostic de la Passion Histerique n'est point different de celui de l'Epilepsie.

L'éternüement qui survient à cette Maladie est d'un tres-bon augure, parce que c'est une marque que les fibres nerveuses ne sont plus pressées, & que les esprits ont leur passage libre.

Les remedes que j'ai dit convenir dans l'Epilepsie, & dans l'Affection Hypocondriaque, conviennent aussi dans la Passion Histerique.

Les fumigatoires & les sternutatoires, diminüent tous les accidens de cette Maladie, & nous voïons revenir quelquefois, les Malades aprés leurs avoir tiré le poil, & leurs avoir fait faire des frictions violentes : les ventoüses, & enfin tout ce qui est capable de causer une grande irritation aux nerfs, font le même effet.

Les odeurs fortes, & püantes, telles que sont l'Esprit volatil de sel armoniac, l'assa fœtida, la fumée des vieilles savattes, étant produites par des parties acres, & fort en mouvement, entrant dans les narines, dans la trachée artere, & dans les poulmons, irritent les fibres nerveuses de ces parties, qui en reçoivent de la cinquiéme Paire, & de la huitiéme ; les Esprits de ces fibres reflüant, les gonflent tellement, que leurs voisines en sont boüchées, & comme ces voisines, sont celles de l'estomach, & des intestins, qui viennent aussi de la huitiéme Paire, ces dernieres fibres sont pressées à leur tour par le gonflement des autres, les esprits ni peuvent plus couler, & les matieres contenües dans les premieres voïes, n'ont plus la liberté de faire reflüer les esprits, qui sont la cause de tous les Symptómes de cette Maladie.

Les sternutatoires font le même effet, & le poil qu'on arrache soûs les aisselles, & ailleurs, fait que par l'irritation que l'on cause, les esprits reflüent dans les nerfs qui partent de la moëlle de l'épine, & que j'ai montré être voisins de l'intercostal, en sorte que ce dernier, est aussi pressé par le gonflement des autres.

Les frictions reconnoissent la même cause, & les fumigations qui se font dans d'autres parties, y trouvent des nerfs de l'intercostal, ou voisins de lui, qui produisent le même effet.

Enfin il est également facile de rendre raison de toutes les autres affections des parties nerveuses, par mon Systême, lequel outre cét âvantage que les autres n'ont pas, étant encor plus simple, & s'accordant parfaitement avec tout ce que nous connoissons de la structure du cerveau, & des nerfs, & avec ce qu'on peut penser de plus vrai-semblable sur l'usage de leurs laçis, & ganglions, aussi bien que de leurs divisions, & reünions reiterées, me fait croire que j'ai atteint la verité.

L'on dira peut-être qu'il n'est pas d'un grand usage dans la Medecine; mais le contraire paroît en ce qu'il est impossible de travailler seurement à rétablir une machine, dont on ne connoît pas parfaitement les ressorts, & leur maniere d'agir: on ne peut nier aussi, que ce que j'ai dit ne puisse servir à distinguer les affections Sympatiques, des essentielles, qui est un point tres important dans la pratique: si il ne satisfait pas, il pourra du moins fournir à d'autres plus éclairés que moi, l'occasion, & les moïens d'inventer quelque chose de mieux, & de plus utile.

Enfin il est tres-digne de l'homme de se connoître, & ce qui se passe chez-lui, merite mieux sa & curiosité, que ce qu'il cherche avec tant d'avidité dans les astres, dans les terres éloignées.

FIN.

Des mouvemens Convulsifs.

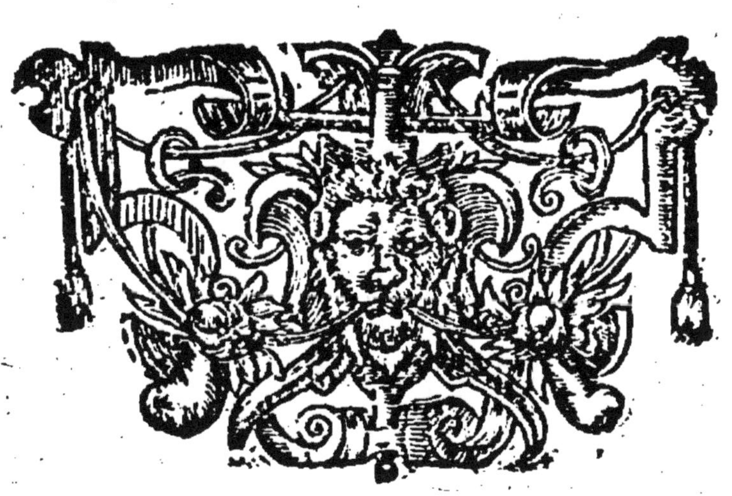

APres avoir achevé mon Systême, je le montrai à un de mes amis, qui s'étonâ, qu'aïant parlé des Esprits, & de leurs differens mouvemens, je n'avois rien dit de leur Circulation : mais je lui fis connoître les raisons que j'avois pour n'en point parler ; car comme je n'êtois point du sentiment de ceux qui les font circuler par les vaisseaux Limphatiques, & qui les font retourner aux glandes du cerveau, par la route ordinaire du Sang, j'ai crû que je passerois pour un Homme qui se fait un plaisir de changer tout ce que les autres ont fait, & qui n'a jamais tant de joye, que de paroître contraire à l'opinion commune, quoi que je n'aïe jamais eu cette pensée, & que mon but a toûjours été de chercher la verité, & de m'éclaircir : j'avoüe que je ne crois pas d'abord tout ce que je lis, & je trouve qu'il n'est rien de plus ridicule, que d'embrasser aveuglement un Syſtême, que l'on ne connoît pas, & que l'on ſuit ſeulement, de peur de choquer le ſentiment commun, & pour ne point s'attirer d'ennemis : cette crainte m'avoit à la verité empéché d'en parler; mais cét ami me pria avec tant d instance, de lui en dire ce que j'en croïois, & me prouva méme par des raiſons ſi fortes, que je ne riſquois rien, à donner l'idée que j'avois de la Circulation des Eſprits, que je me ſuis enfin laiſſé perſuader, & que malgré l'incertitude, ou j'êtois encor de la verité de cette Circulation, j'ai crû la pouvoir mettre au jour, & l'expoſer au jugement des Sçavants. Je ſerai le premier à l'abandonner ſi elle ſe trouve fauſſe ; je ſuis de bonne Foy, je n'ai jamais eu d'enteſtement pour mes opinions, & l'on ne peut pas me faire un plus grand plaiſir, que de me prouver par bonnes raiſons la nullité de tout ce que j'avance.

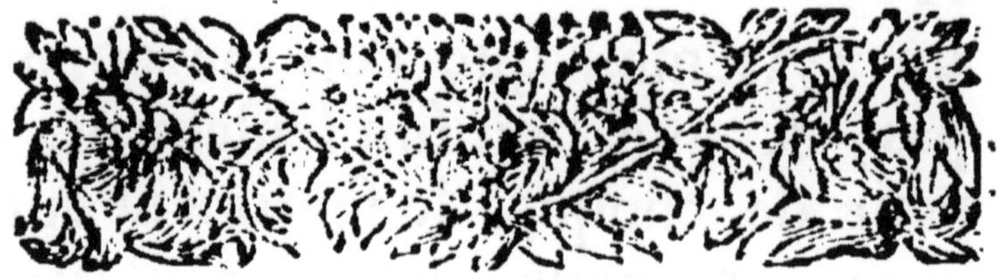

DE LA CIRCVLATION DES ESPRITS ANIMAUX.

L'ON a été bien du tems à découvrir la circulation du sang, quoi que la découverte en fût fort aisée, pour peu qu'on eût voulu travailler sur les Animaux vivans, ou l'on auroit veu sans doute par la construction du cœur & de ses valvules, des arteres, & des veines, qu'il falloit necessairement que cette liqueur eût un autre mouvement, que celui que l'on croioit alors.

Depuis cette dêcouverte, tout à changé de face dans la Medecine, les Sistêmes dont on se servoit pour les explications de tous les effets de la mâchine, sont tombez par terre, & les causes des maladies avec leurs Simptômes, ont parû soûs des nouvelles formes, plus justes, & plus probables.

Cette heureuse dêcouverte a de plus produit beaucoup de biens dans l'Anatomie, elle nous a fait trouver la circulation de plusieurs autres liqueurs; La Limphe s'est montrée à nos yeux coulant par mille petits ruisseaux, qui se vont dêcharger dans les veines, & nous nous sommes imaginés, que la salive qui sort de quelques amas de glandes, ne se perdoit pas aprés en être sortie; mais qu'elle retournoit dans le sang avec les alimens par les veines lactées, aussi bien que plusieurs autres sucs à peu prés de la même nature.

Cette connoissance de la circulation des liqueurs, a donné lieu à la recherche de celle des esprits Animaux, & personne n'a douté, que ces esprits passant continuellement des glandes dans les nerfs, ne deussent aussi retourner à la glande par d'autres chemins; mais les chemins qu'on leur a assignés pour cela me paroissent fort suspects, & je vais tâcher d'en donner ma pensée en peu de mots.

Il est certain, que le Sang arrivant continuellement aux glandes du cerveau, les esprits doivent s'y filtrer sans cesse, & couler le long des fibres nerveuses, vers toutes les parties du corps, pour les tenir tendües, les mouvoir, & pour aider à toutes leurs fonctions.

Les esprits ne doivent pas couler trop vîte dans ces canaux, parce que le Sang qui passe par mille petits vaisseaux tortüeux, à perdu beaucoup de son mouvement, avant que d'être arrivé à la glande: quand ces esprits sont parvenus une fois aux parties, ils ne doivent pas s'y perdre, & une liqueur si pretieuse; doit être conservée, pour des utilités trop considerables.

L'abatement qui arrive à tout le monde apres quelque perte de ces esprits, marque assés leur necessité, & les perpetuels mouvemens que la machine est obligée de faire, font bien voir, que ce ne peuvent être des esprits nouveaux qui les produisent, mais que ceux qui ônt déja servi, retournant vers le principe du canal, reviennent encore faire la même chose, & ainsi continuellement, jusqu'à ce que ils s'evaporent par les frequentes Circulations, aussi bien que toutes les autres parties du corps.

Les routes qu'on leur à assignées pour revenir au cerveau, ne sont à mon avis guere vrai-semblables: les uns veulent que les esprits étant arrivez vers une partie, ils soient repris par les vaisseaux Limphatiques, où ils se meslent avec une serosité qui a été separée du Sang, & comme cette Limphe va se dégorger dans les veines, ils pretendent que les esprits r'entrent dans le sang, & qu'ils sont portés tout de nouveau par les arteres au cerveau.

Les autres tiennent que ces mêmes esprits, apres avoir servi aux mouvemens, ou à quelques autres fonctions des parties du Corps, se confondent avec le sang, & s'en vont pêle-mêle avec lui vers le cœur, par lequel ils sont derechef poussés vers le cerveau.

Mais quels inconvenients n'arriveroient-ils pas de ces Circulations? Les esprits, qui ne sont tels, queparce qu'ils ont beaucoup de mouvement, & qu'ils sont separés de tous les principes grossiers du sang, devroient-ils se venir r'enfermer dans une prison, d'où ils ont eu tant de peine à se tirer, & ne seroit-il pas plus avantageux pour eux, de les faire retourner au cerveau sans mélange, purs, & sans perte de leur mouvement, que de les faire courrir par des chemins embaraſſans & longs, au milieu de mille parties terreſtres & branchües, qui diminüent leur activité, & leur ôtent ce pretieux mouvement qu'ils avoient.

L'on me dira peut-être, que l'on n'a trouvé juſqu'à preſent aucun chemin plus court, pour les faire circuler, & que l'on a des preuves, de leur Circulation par les vaiſſeaux Lymphatiques.

La plus grande de ces preuves, eſt l'experience qui a été faite ſur certains animaux vivans, à qui on lioit le nerf de quelque partie, apres quoi on a remarqué qu'il ne ſe ſeparoit plus de Lymphe dans cét endroit; mais cette experience ne prouve rien, car aïant lié l'artere de cette même partie, il ne s'en ſepare plus auſſi; & la raiſon pourquoy cela arrive par la ligature du nerf, c'eſt que la Lymphe n'êtant qu'une ſeroſité, puiſée du ſang même, elle ne peut plus passer aprés la ligature du nerf, parce que les esprits ne coulant plus dans cette partie, elle devient flasque, elle perd son ressort, & le sang n'a plus la force de continüer son chemin.

Une experience qui fait bien plus voir que la Lymphe, n'est point du tout un residu des esprits Animaux, est l'épanchement de cette Lymphe dans les Hydropiques, & que j'ai veu cent fois tirer par seaux, sans que le malade neantmoins, s'en sentit abatu considerablement.

Avoüons donc de bonne foi, que l'on n'a donné cette route aux esprits, que par ce qu'on n'en trouvoit point d'autre : l'on êtoit bien seur qu'ils circuloient, & le bon sens en faisoit assez voir la necessité ; mais comme il êtoit difficile de dêcouvrir les chemins de cette circulation, par l'impossibilité qu'il y avoit de suivre la route des esprits, qui malheureusement pour les Medecins seront toûjours imperceptibles ; L'on n'a pas eû de peine à ſuivre le premier qui en à parlé , & la matiere êtant tres difficile , l'on n'a pas voulu ſe donner l'embaras de s'éclaircir davantage ; on à crû même d'abord y trouver beaucoup d'apparence , & comme on ne remarquoit que des veines , & des vaiſſeaux limphatiques qui r'aportoient , l'on n'a point balancé à donner à ces derniers, cet uſage ſi conſiderable.

J'ai déja dit les inconveniens qui arriveroient de cette circulation , mais je veux donner encor des preuves plus convaincantes du contraire : car outre le tems qu'il faut pour que les eſprits qui ont une fois paſſé , puiſſent revenir à la glande , dans des occaſions où l'on en employe beaucoup , comme dans les grandes agitations , dans leſquelles ils ſont toûjours portés avec affluence dans les parties , comment peut on s'imaginer , que ſi peu de ſang qui monte au cerveau , &

ſi lentement, puiſſe en fournir une ſi grande quantité. Je ne veux point r'aporter toutes les experiences qui prouvent la nullité de cette opinion, les courſes des Chevaux de poſtes, ou bien plus, le mouvement continüel du cœur, ſuffit pour en convaincre: car ce qui ſe dit d'une partie, doit s'entendre de toutes les autres. Le cœur qui a tres peu de fibres nerveuſes, & qui par conſequent ne reçoit pas une grande quantité d'eſprits, ne bateroit pas ſans ceſſe, ſi ces eſprits devoient être toûjours tirez du ſang qui vient au cerveau, & qui ne paſſe pas plus vîte dans les arteres des glandes de ces nerfs que dans toutes les autres; Il faut neceſſairement que les eſprits remontent directement à la glande, dans laquelle ils r'entrent, & coulent de nouveau dans le cœur, pour y produire ſon mouvement continüel.

Nous avons tous les jours devant les yeux des Fontaines, que l'on fait joüer avec une certaine quantité d'eau, sans qu'il en vienne de nouvelle, & un seul reservoir peut fournir à mille jets, pourveu que par une mâchine, l'on puisse faire remonter cette même eau dans le reservoir, laquelle coulant tout de nouveau dans les canaux de ces fontaines, les fait joüer continuellement.

Mais sans chercher des exemples ailleurs que dans la mâchine animée, le même sang qui est porté du cœur par les arteres aux parties du corps, pour les nourrir, & les mouvoir, retourne par les veines au cœur, qui le repousse sans cesse vers les mêmes parties, pour y produire les mêmes effets.

Voïons s'il n'y auroit point dans le Systême nerveux une mêcanique à peu prés semblable, pour faire remonter les esprits à la glande, sans qu'ils se meslent avec le Sang, & tâchons de faire voir que les ressorts qui servent à la Circulation du sang, se ſe trouvent à peu prés de même dans les nerfs, pour la circulation des esprits.

Tout le monde ſçait qu'un nerf, n'eſt autre choſe, qu'un paquet de fibres nerveuſes, couchées les unes ſur les autres, & envelopées dans deux menbranes aſſés fortes, qui les retiennent toûjours dans le même état: ces fibres ne ſont pas ſi bien jointes enſemble, qu'elles ne laiſſent entre elles des petits eſpaces, tels à peu prés qu'en laiſſeroient trois boules que l'on voudroit joindre; ces intervalles forment des petits canaux le long de toutes ces fibres, qui ſe continüent depuis les glandes du cerveau juſqu'à l'extremité des nerfs.

C'eſt par ces intervales que je pretens que les eſprits animaux remontent vers les glandes, ſans que ceux qui ſont dans un de ces canaux, puiſſent entrer dans l'autre, parce que les fibres ſont exactement jointes, par le moien des menbranes qui les envelopent.

La maniere dont je croi que ces esprits sortant du canal, r'entrent dans les intestices pour remonter au cerveau, n'est guere differente de celle dont le Sang de l'artere, coule dans la veine : Je croi que ces esprits, ayant été filtrés par les glandes, sont toûjours poussés vers les extremités des nerfs, par ceux qui se filtrent de nouveau ; & que rencontrant le bout du nerf, dont les menbranes se sont reünies, en sorte que les esprits ne peuvent s'épancher, ils sont obligés de s'engager dans les interstices, & comme il en décend toûjours de nouveaux, ils sont forcés à remonter, jusqu'à tems qu'ils soient parvenus aux glandes du cerveau, dans lesquelles ils s'engagent, pour faire encor le même chemin.

Les esprits en entrant des interstices dans les glandes, y rencontrent des petites valvules qui les laissent bien entrer ; mais qui empêchent qu'ils ne sortent de la glande dans l'interstice, & ces valvules font le même effet ici que les soupapes du cœur, font à l'égard du Sang.

Je ne croi pas que l'on veüille me disputer cette disposition des glandes du cerveau, la nature est toûjours la même, dans les parties où les operations ne sont point differentes, & comme il y a des valvules dans le cœur pour faire circuler le Sang, il est à croire qu'il y en a aussi dans les glandes, pour la circulation des esprits.

Pour preuve de cette circulation, on n'a qu'à considerer ce qui arrive dans ceux, à qui l'on a coupé une jambe, ou quelque autre membre; tous les nerfs coupés se reüinissent bien-tôt, c'est à dire leurs envelopes, en sorte que les esprits ne peuvent s'écouler; ils ne laissent pourtant pas de s'en filtrer continüellement par leurs glandes, puisque nous voïons que quand on leur touche certaines fibres, ils sentent de la douleur aux parties qu'ils n'ont pas, & où ces fibres aboutiſſoient : & comme ces nerfs, n'ont point de communication avec d'autres parties, qui ont auſſi leurs nerfs, & que les eſprits coulent toûjours dans ces premiers, il n'y a point d'autre endroit par où ils puiſſent retourner au cerveau, que par ces interſtices, puis qu'il ne ſe rencontre plus dans cette partie, les mêmes vaiſſeaux Limphatiques, par où on vouloit les faire circuler.

L'on me dira peut-étre que ce Syſtême de la Circulation des Eſprits animaux, eſt imaginaire, & que l'on ne peut point expliquer par ſon moïen, tous les effets de la machine, & principalement le mouvement des muſcles, puiſque je ne pretend point que les eſprits ſortent de leurs canaux, & qu'il faut neceſſairement qu'ils ſe meſlent avec le Sang pour le rarefier, & faire écarter les fibres charnües, d'où dépend la contraction du muſcle; mais je leverai facilement cette difficulté, en faisant voir, qu'il n'est point necessaire d'un mélange des Esprits Animaux, avec le Sang: pour gonfler un muscle: il suffit que les esprits aillent en plus grande quantité, dans une fibre nerveuse, pour la gonfler; cette fibre nerveuse gonflée, entre-lasse la veine qui raporte le sang du muscle, en sorte que cette veine, est étranglée par le gonflement de la fibre, & le Sang, n'aïant plus la liberté de passer, comme il en vient toûjours de nouveau par l'artere, qui n'est point pressée, le muscle est obligé de se racourcir, par la grande quantité de sang, qui se fourre entre ses fibres.

Cette maniere d'expliquer le mouvement des muscles, que j'ai leû dans un Autheur nouveau, me paroît fort vrai-semblable, & tout le monde convient, que le gonflement de la verge, se fait par la même mecanique: & ce qui me porte encore plus à tomber dans ce sentiment, c'eſt que l'Anatomie nous fait voir, que la plus-part des veines, ſont entortillées de filets de nerfs, qui ne peuvent avoir d'autre uſage, que celui que je viens de dire.

La Circulation des Eſprits Animaux dans les interſtices des fibres nerveuſes, eſt aidée par les ganglions, qui ne ſont autre choſe que des entre-laſſemens de fibres : ces ganglions font ici, ce que les valvules font dans les veines, car quoi que les eſprits par leur volatilité, ſoient portés facilement vers le cerveau, ils ne laiſſeroient pas d'être plûtôt determinés par en bas : mais ils ſont ſoûtenus par ces ganglions, qui ſe rencontrent d'eſpace en eſpace le long des nerfs, & qui font que les eſprits qui remontent, ne peſent pas ſur ceux qui leurs ſont inferieurs.

Je ne trouve rien en tout ceci de contraire à la mecanique, & à la conſtruction des parties, il n'y a rien de plus ſimple que cette mariere de circulation, & je croi que par son moïen, l'on pourroit rendre raison des Phenomenes, que l'on n'a peu expliquer jusqu'à present.

Nous voïons souvent des gens, qui sont trois ou quatre jours, sans apparence de vie, leur cœur ne bat plus, leur sang n'est plus porté au cerveau, & par consequent les esprits ne se filtrent plus au travers les glandes qui forment sa partie corticale; il faut pourtant qu'il en coule toûjours dans les nerfs, assés pour tenir les parties tendües, & l'on peut facilemẽt en concevoir toûjours, en faisant revenir ceux qui ont déja servi, par les interstices à la glande.

Par ce Systême, il seroit tres facile d'expliquer les sensations & je croirois que les esprits qui viennent du cerveau par les fibres nerveuses aux parties, servent au mouvement, & que lors qu'ils retournent des parties par les interstices vers les glandes, ils servent aux sensations; sçavoir quand ils remontent avec plus de violence; qu'ils n'avoient accoûtumé, & l'on ne seroit point obligé d'admettre deux mouvemens contraires, dans un même canal, comme il le faut necessairement dans l'autre Systême.

Il seroit aussi aisé par ce moïen de rendre raison des délirs, & des idées differentes & confuses que nous avons dans certaines maladies, où le Sang est extremément dissout, & dans lesquelles les esprits se filtrant en grande quantité, ont beaucoup de mouvement, & remontant avec violence par les interstices, procurent à l'ame mille pensées.

Mais les Phenomenes, dont on n'a peu rendre raison jusqu'à present, sont pourquoi dans certaines Paralisies, le mouvement se perd sans le sentiment, & quelquefois le sentiment sans le mouvement: ceux qui veulent que le tremblement des nerfs, soit la cause des sensations, & des mouvemens, ne sçauroient donner une bonne explication, de ces effets, puisque, s'il se fait des tremblemens pour les sensations, il s'en fera pour les mouvemens.

Ceux qui admettent une undulation des esprits dans les nerfs, n'auront que de mêchantes raisons à me donner; car s'il y a des esprits, dans les fibres nerveuses, ils seront capables de remonter & de décendre.

Mais par ce Systême de la circulation des Esprits Animaux des fibres nerveuses par les interstices, si les esprits qui coulent dans les fibres, trouvent des obstacles, qui les empéchent de remonter par les intervales, il y aura alors du mouvement, parce qu'ils décendent, & il n'y aura pas de sentiment, parce qu'ils ne remontent pas.

S'il ne s'en filtre point par les glandes, ceux qui êtoient dans les interstices, n'étant point poussés, ni obligés à monter, y demeureront toûjours, & pourront être ébranlés par les objets, en sorte qu'il y aura alors sentiment, sans mouvement.

L'on pourra enfin par ce moïen, donner des explications fort plausibles, des changemens differens des esprits, & des transports de certaines matieres de toutes les parties au cerveau, car il est seur, que si les menbranes d'un nerf viennent à être rompües, ou rongées, les interstices étant ouverts, quelques parties volatiles & delicates des abcés, ou autres, pourront se mesler avec les esprits, & retourner au cerveau, où elles produiront d'étranges effets, selon que les matieres seront plus ou moins acres.

Je laisse à tout le monde, la liberté de mediter là dessus, & l'on trouvera peut être dans la suite, beaucoup de facilité dans ce Systême, pour l'explication des effets de la machine ; pour moi qui n'ai eu cette pensée, qu'aprés avoir achevé mon petit Traité des mouvemens Simpatiques, je ni trouve rien qui ne puisse s'expliquer par son moïen, & avec la même méchanique, car au lieu de faire reflüer les esprits, dans la fibre nerveuse, l'on n'a qu'à considerer ce reflux dans les interstices, qui s'élargissants, presseront les fibres voisines, & ainsi de tout ce que j'ai dit.

Je m'êtandrois encore davantage si je voulois, sur l'explication des Phenomenes; mais je croi en avoir raporté assés, pour me faire entendre, & pour donner une idée claire de mon Systême : Ceux qui possedent l'Anatomie, verront bien que je n'ai rien âvancé, qu'en suite de la connoissance que j'ai eu des parties, & ceux qui ne font profession que de la Phisique, trouveront dans la maniere, dont j'ai rendu raison de tant d'effets, une mecanique aisée, qui ne se contredit point, & qui contente un peu plus l'esprit, que tous les raisonemens de qualitez, de facultez, d'union de l'ame avec le corps, & de vapeurs, dont on nous a accablé jusqu'à present.

FIN.

TABLE

DES MATIERES

CONTENUES DANS CE LIURE.

Du cerveau & des nerfs. pag. 2

De l'arrangement des fibres nerveuses dans le Corps calleux. p. 4

Des esprits animaux, & de leurs mouvemens. p. 6

Du gonflement des fibres nerveuses & du pressement de leurs fibres voisines. p. 9

Des sensations. p. 10

Des mouvemens de la machine, sçavoir les musculaires. p. 14

Du mouvement du cœur, & des arteres. p. 21

Du mouvement des intestins. p. 24

De l'usage des ganglions qui se trouvent dans les nerfs. p. 27
Des divisions des nerfs, & de leurs reünions avec d'autres. p. 32
Du mouvement de la vessie. p. 34
La maniere dont se fait la respiration. p. 35
Des mouvemens Simpatiques. p. 36
Comment le fœtus est determiné à se nourrir par la bouche, dans le ventre de la Mere. p. 37
De la toux. p. 40
Du vomissement. p. 41
Des convulsions, des mouvemens convulsifs, & des Paralisies Simpatiques. p. 42
Pourquoi les convulsions, les mouvemens convulsifs, & les Paralisies Simpatiques, durent quelquefois si long-tems. p. 47
De la maniere dont les remedes agissent dans ces maladies. p. 53
Des tremblemens Simpatiques. p. 54

Du Vertige. p. 57
Opinion de plusieurs Autheurs, sur la maniere dont il est produit. p. 59
Du Vertige Idiopatique. p. 63
Du Vertige Simpatique. p. idem
Dans quels occasions le Vertige arrive. p. 64
Des accidens qui arrivent dans le Vertige. p. 66
Du Prognostic du Vertige. p. 68
De la maniere d'agir des remedes, qu'on employe dans le Vertige. p. 70

De l'Epilepsie. p. 73
De l'Epilepsie hereditaire. p 74
Des signes d'un Paroxisme prochain de l'Epilepsie. p. 77
Des signes qui accompagnent ordinairement le Paroxisme. p. idem
Du Prognostic de l'Epilepsie. p. 90
De la maniere d'agir des reme-

des dont on se sert dans l'Epilepsie. p. 99

De l'affection Hypocondriaque. p. 100
Des signes qui l'accompagnent. p. idem.
De son Prognostic. p. 106
De sa Curation. p. 107

De la Passion Histerique. p. 108
Des Symptômes de cette maladie. p. 109
Comment ces gens-là sont longtems sans apparence de vie. p. 112
Du mouvement du Sang dans cette occasion. p. 114
Que le mouvement du Sang n'est point tel qu'on la crû jusqu'ici. p. 116
Du mouvement des parties du sang sur leur centre. p. 120
Du Prognostic de la Passion Histerique. p. 123

Des remedes qui conviennent à cette maladie, & de leur maniere d'agir. p. idem

De la Circulation des Esprits Animaux. p. 129

Que la plus-part des liqueurs du corps, ont des chemins particuliers, par où elles circulent. p. 130

Les routes que l'on a données aux esprits pour circuler. p. 132

La Circulation des esprits, par les interstices des fibres nerveuses, avec une explication de quelques Phenomenes. p. 138

FIN DE LA TABLE.

www.ingramcontent.com/pod-product-compliance
Ingram Content Group UK Ltd.
Pitfield, Milton Keynes, MK11 3LW, UK
UKHW012221240726
13966UKWH00003B/891